曲黎敏 精讲《黄帝内经》 二

生气通天论
金匮真言论

曲黎敏 著

天津出版传媒集团
天津科学技术出版社

图书在版编目（CIP）数据

曲黎敏精讲《黄帝内经》. 二 / 曲黎敏著. — 天津：天津科学技术出版社, 2019.9
ISBN 978-7-5576-7062-7

Ⅰ. ①曲... Ⅱ. ①曲... Ⅲ. ①《内经》—注释②《内经》—译文 Ⅳ. ①R221

中国版本图书馆CIP数据核字(2019)第195838号

曲黎敏精讲《黄帝内经》二
QULIMIN JINGJIANG HUANGDINEIJING ER

责任编辑：	孟祥刚　刘丽燕
责任印制：	兰　毅
出　　版：	天津出版传媒集团 天津科学技术出版社
地　　址：	天津市西康路35号
邮　　编：	300051
电　　话：	（022）23332490
网　　址：	www.tjkjcbs.com.cn
发　　行：	新华书店经销
印　　刷：	三河市金元印装有限公司

开本 700×1000　1/16　印张20　字数200 000
2019年9月第1版第1次印刷
定价：69.80元

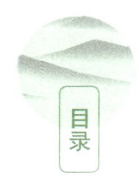

目录

上篇　生气通天论

题解 —— 002

"生气"就是阴阳二气，就是生命之气。

一　生之本，本于阴阳 —— 003

治疗疾病的总原则：培补正气，销伐邪气。

二　术数 —— 014

真正的排毒，靠中央脾胃的运化能力。

三　因天之序 —— 021

天之序就是春夏秋冬，就是天道。地道就是顺承天道而行生长化收藏之道。人道就是顺承生长化收藏之道而将养生命。

四 **精与神** ———— 030

精满气足，就能通神，也叫作开悟。

五 **卫气** ———— 042

卫气，专门维护四肢皮肉，让它们不受寒邪。

六 **阳气** ———— 056

不能忽略"筋"在我们生命中的作用。

七 **情志伤阳及皮肤症状** ———— 065

治皮毛病，别专盯在皮肤上，要治肺气虚。

八 **阳气者，精则养神，柔则养筋** ———— 076

只要血足兼辛散，筋的弹性就有了，平时拉筋，产生的痛感其实也是辛散的力量。

九 **风者，百病之始** ———— 086

唯有心清意静，人才少得病。

❿ 阴与阳 —— 095

"万物负阴而抱阳",就像贝壳,原本是一体,勉强按照形态分了阴阳。

⓫ 阴平阳秘 —— 109

血是带着精往前走的船。

⓬ 三焦 —— 121

脾病的根有三:风、寒、湿。

⓭ 五味 —— 132

不仅一方水土养一方人,而且一方水土养一方药,乱来不得。

⓮ 谨和五味 —— 150

调和好五味,第一骨正,第二筋柔,第三气血都能保持流畅,第四腠理皮肤都很紧致。

下篇　**金匮真言论**

题解 —— 170

《金匮真言论》以论五脏运为中心，以四气阴阳为旨归。

一 八风 —— 172

《黄帝内经》表面上讲五脏六腑，其实真正面对的，是人性。

二 四时之胜 —— 186

我们人生的每一个阶段都要有"化"我们的东西，来帮助我们转换，才有真正的成长和成熟。

三 用医理分析二十种疾病 —— 194

美国医生认为有二十种病不需要进医院，咱们可以用中医医理逐个分析一下。

四 东风生于春，病在肝 —— 217

春天最应该防范的是肩、颈、项这一块区域。

五 阴中有阴，阳中有阳 —— 243

鸡鸣至平旦，是阴中之阳，也是阴阳转换之际。

六 藏者为阴，府者为阳 —— 260

把五脏六腑弄明白了，还能明夫妻之道。

| 七 | 东方 | —— 271 |

《黄帝内经》读通了,会帮助我们建立起意象思维模式,从关联处认清实相。

| 八 | 南方 | —— 281 |

在中医里,味道也是一个判断疾病的标准。

| 九 | 中央 | —— 288 |

中央脾土对应的五畜为牛,所以养脾多吃点儿牛羊肉。

| 十 | 西方 | —— 292 |

科学治不了情伤,但爱会治愈一切。我们要学会轻柔地对待一切,让人最细腻的感知力苏醒。

| 十一 | 北方 | —— 297 |

中国传统文化的各个学术领域如人体、天文、地理、气候、音乐、美术都是相互贯通的。

| 十二 | 非其人勿教,非其真勿授 | —— 304 |

大家千万不要以为只有药可以治病,我们的语言和心态也可以治病。

顺应四时之序，

该收藏的时候，收藏；

该生发的时候，生发。

这是《黄帝内经》里面的"眼"，是它的核心。

上篇

生气通天论

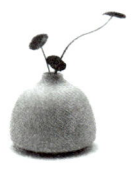

题解

先解释下题目。生气，有人注解为阳气。另有人认为，阳离不开阴，阴离不开阳，更何况，本篇第一句就是："生之本，本于阴阳。"所以"生气"就是阴阳二气，就是生命之气。等我讲完此篇，大家会发现本篇确实以较大篇幅论述了阳气在生命中的重要性，因此，"生气"也可以译作"阳气"。天，指自然界，也可以指天命。所以，生气通天，可以翻译成：人体阴阳与自然界阴阳息息相应；而我的翻译是：阳气与天命相通。

一

生之本,本于阴阳

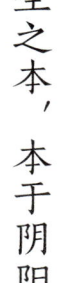

> 黄帝曰：夫自古通天者，生之本，本于阴阳。天地之间，六合之内，其气九州、九窍、五藏、十二节，皆通乎天气。

黄帝曰：夫自古通天者，生之本，本于阴阳。

这句话很重要，你要想明白"天"，就得先明白阴阳。关于阴阳，第一，何为阴，何为阳？第二，身上哪儿是阴，哪儿是阳？

以身体论，不算脑子，身体的前面一律为阴，背部为阳。手臂内侧全为阴，手臂的外侧全为阳。大腿内侧为阴，其余三面皆为阳。大腿后面是足太阳膀胱经，锻炼膀胱经，可以靠压腿；侧面是足少阳胆经，可以敲打胆经；大腿正面整个区域，包括膝盖、脚面，是足阳明胃经。

锻炼胃经的方法比较奇特，就是跪着，保护膝盖最好的方法也是跪着，即屁股坐在脚后跟上，脚面便得到了拉伸，才是正确的方法。大家今天回去跪一下，很疼，会出汗。跪法，是锻炼胃经的上上法。所谓老人家的膝盖退行性病变，无非是人老了，胃气衰败，才会膝盖疼痛，最好的办法就是扶着老人家在床上跪一跪，膝盖被挤压后会充血，并得到气血的营养。慢慢来，一次先跪3分钟，慢慢地能跪着往前走，过一段时间基本上就可缓解病痛。

如果老人年纪特别大，没法跪，就找把很好的椅子，两边有扶手的，让他扶着前面的椅子背慢慢地跪，一定要压上去，慢慢地跪，很疼的，不疼治不了病。别老以为治病应该是用温柔的方法，比如半身不遂的人，你要想让他康复，最快的方法就是得狠下心来，让他像小孩那样，从爬行开始，因为爬是最能协调全身的。小宝贝呢，一定要鼓励他多爬，而不是鼓励他先学走，如果小朋友错过或跳过了爬行这个阶段，就再也回不去了，人生中有些行为是不可逆的，错过了，就永远错过了。如果小孩不爱爬，你只有一个办法，就是把他的两条腿拎起来，逼他爬，练习他的协调性、臂力以及后背，但很多家长狠不下这个心。现在的小宝贝小时候没爬够，长大又没有登高爬树的机会，身体运动的协调性就会有问题。老人半身不遂也同样需要这种训练，你不必天天喂他，而是把饭放远一点儿，让他自己想办法活动，这样他很快就能自理。所以，治病是需要狠心的，杀敌除魔，没有狠心可不行。

要想懂中国文化就要懂这几个概念：阴阳、五行、气，没有这几个概念做底子，就谈不上中医思维。判断任何一个病，先要判断阴虚还是阳虚。其实，只要谈病，就是正气虚，邪气实。虚实的前面是有主语的，所以治疗疾病的总原则就是：培补正气，销伐邪气。

什么叫阴虚，什么叫阳虚？阳虚，就是阴气（邪）盛，以及血盛气衰。

书里面会写很多：比如面色唇口青白，两眼无神，目瞑（喜欢闭着眼睛），倦卧，声低，息短，少气，懒言，饮食无味，舌面清滑等，还有满口津液、不思水饮，喜热汤，二便自利，脉浮空，自汗肢冷，手脚冰凉，腹痛囊缩……其实，只要一到下午就开始不舒服的一定是阳虚，因为上午还有老天的阳气帮你撑着。比如有的病人会说，我上午还可以，一到下午别提多难受了，白天不太咳嗽，一到晚上就开始咳嗽。这就是阳气不足了的阳虚。

阳气最大的作用是固摄，所以叫卫气，"卫外而为固也"，即阳气保卫体表而且固摄气血。固摄，是什么意思？假如你没事坐在那儿就呼呼地冒汗，什么毛病？阳虚！阳气连这点儿汗都收不住了，还能收住什么？！有的人一边呼呼冒汗，一边问我：曲老师我最近能发财吗？我说：你连汗都收不住了，还能收住钱？！那怎么办？先收汗呗。天下道理不过如此，更甚的，躺在床上睡着了，按说全身气血都放缓了，可你还在那儿出汗，甚至是黄汗，这就是阴阳俱虚，就是阴的收敛功能和阳的固摄功能都不能正常地发挥作用了。

以夜里11点为界，阴、阳之气到了晚上都要收了，这时候阳气不收，阴气也不收，睡着了也出汗，就叫盗汗，所谓盗汗，就是说像有一个贼在偷你的元气。睡觉时，只有一种人出汗是可以的，就是婴幼儿，四五岁或者七八岁之前睡下时都有可能出汗，但他出汗是因为他身体太小，他必须快速代谢，所以才会出汗。但一般来说，夜里11点以后胆气一振奋，他的汗也就慢慢停了。凡是大人盗汗的，一定要及时看病，这时候属于阴阳俱虚。汗为心液，总出汗，不仅心脏会衰疲，五脏都会衰疲。

所有出汗，最好是"沾濡汗出"，就是全身微微出汗。手心微微有汗是心没事，脚心微微有汗是肝肾没事。

十七八岁的小伙子，脚有汗臭，说明他身体好。婴幼儿的脚是香的，那是因为他还没有沾五谷杂粮。等他开始吃五谷杂粮后，脚就开始有味道了。糖尿病患者通常是上半身有汗，下半身不出汗，如果能把下半身的汗练出来，基本上血糖就正常了。

怎么练？教大家一个锻炼的方法吧：自然站立，两脚分开与肩同宽，这个最好是光着脚丫练，可以在家里踩着垫子练习，因为你要细细地去体会，这个方法叫"画8字"，先从右脚的脚后跟开始，慢慢重心移到右脚的脚外侧，然后这时候往前压，压到右脚小脚趾，然后一层一层地，第四趾、第三趾、第二趾、大脚趾，让每个脚趾都得到锻炼。压到大脚趾以后，从大脚趾那儿绕到左脚的脚后根，再重复先前的动作，重心移到左脚的脚外侧，从小脚趾压到大脚趾。左右脚都做完后，就像在地上画了个"8"字。做这个动作时，要离厕所近点儿，因为有人很快就会大解。

这个动作之所以会解决身体的很多问题，是因为"手足天地机"，把手脚弄好了，能解决很多问题。先说足，小趾走膀胱经，小趾次趾走胆经，大脚趾、第二趾、第三趾走脾经、肝经、胃经，而脚心涌泉，是肾经的穴位，你看,把脚趾运动好了,多重要。大脚趾有一个重要的穴位,叫隐白穴,很多人的痛风先在此处痛,这就说明痛风是脾经的毛病。所以肝脾肾三条大阴经全在脚上,而膀胱经、胆经两个阳气最足的经脉也在脚上,画8字这个动作就是先启动阳经,用"阳"转"阴",很快身体里面的东西都开始转,很多人不是有便秘吗?转一会儿很容易解决问题。

▶ 转腿的核心秘密——八虚。

为什么要转腿呢?因为这里面有一个核心秘密,《灵枢·邪客》一篇中,"黄帝问于岐伯曰:人有八虚,各何以候?"是说人有八虚,分别对应什么呢?"岐伯答曰:以候五藏。"即对应五脏啊。"黄帝曰:候之奈何?"——怎么对应的呢?"岐伯曰:肺心有邪,其气留于两肘;肝有邪,其气流于两腋;脾有邪,其气留于两髀(bì);肾有邪,其气留于两腘。凡此八虚者,皆机关之室,真气之所过,血络之所游,邪气恶血,固不得住留,住留则伤筋络骨节机关,不得屈伸,故痀挛也。"

八虚,第一是肺和心有病,其气在肘,在肘部少海穴。少海穴是手少阴心经的合穴。但凡穴位里有名字为"海"的,都是大穴位。海为诸川之汇,深阔无量。少海穴所治病症为表里虚实寒热以及七情志意等病,如癫狂、吐涎、项强、臂痛、齿痛、目眩、头风、气逆、瘰疬等。没事的时候常拨一拨少海穴,很疼,但对强壮肺和心有帮助。

第二，肝有病，气在两腋，西医认为两腋是淋巴系统所在地，淋巴系统是人体内重要的防御功能系统，它遍布全身各处，尤其以锁骨、腋下和大腿根部为重点，这些地方恰恰跟肝经、任脉、冲脉等有关，其实腋下也跟肺心等有关，比如心经"出腋下"，比如"肺系横出腋下"，所以保持腋下的经脉畅通，对身体有大益处。关于腋下的锻炼，《易筋经》里的"九鬼拔马刀"这个动作就很好。再有，就是闲时可以两手交叉置于脑后，两肘外展，能够疏肝解郁。

第三，脾有病，在两胯，画8字这个动作的玄机就在活动两胯。中医认为糖尿病也是脾胃肝肾的问题。所以你只要转8字一段时间后，也会有好转。所以，活动两胯，至关重要。也可以学习跳舞，尤其是肚皮舞，以动胯为主。

第四，肾有病，其气在两腘（腘窝）。一般人岁数大后，膝盖后面腘窝处就会有筋结，不要小瞧这些筋结，腰痛、小腿痛，甚至头痛，可能都跟这些筋结有关，把这些筋结拨开了，头痛等症立刻解决，因为膀胱上入头顶，而且膀胱又主筋所生病，身体任何部位出现筋结，都与膀胱经气化不足有关。

心肺脾肝肾的病，初期反应全集中在这八个地方，所以平常锻炼要把这八个地方作为重点。总之，这八个点：两肘、两腋、两胯、两腘窝，平时站立时，都要虚着点，比如膝盖要微虚，就是别累着腰；松胯，就是松脾；

沉肩坠肘，就是虚心肺；虚两腋，就是疏肝气。你这么轻轻一站，就调理了身体；站对了、站久了，还治病，这就叫"百练不如一站"。

天地之间，六合之内，其气九州、九窍、五藏、十二节，皆通乎天气。

我们先讲"六合"。什么是六合？中国古代关于天地宇宙的描述，都是以"人"为中心，人的上下、左右、前后，就是六合之内，所以，六合之内，还是肉身。

"其气九州、九窍、五藏、十二节，皆通乎天气。"中国有一个非常著名的说法叫天人合一，而所谓天人合一可不是虚说，首先，靠什么与天地合，靠九窍。所谓九窍，就是接受天地之气、和天地之气交通的地方。具体哪九窍呢？两眼睛、两鼻孔、嘴、两耳、前阴和后阴。

我们跟天地传递信息、传递能量全靠这九窍，假如你两眼模糊、两鼻孔不通、嘴巴不清爽，又耳聋、耳鸣的，怎么跟天上的精气相沟通啊？！前、后二阴若不清爽，也无法与地气相沟通。

总之，我们的感知能力其实就是我们九窍与天地自然的沟通能力。具体言之，肝开窍于目，一个人是否聪慧灵活，全看眼神。小孩子为什么招人喜欢？就是他眉目灵动——眉毛灵动，是肺气轻灵；眼珠灵活是心气灵，眼珠清澈是肝气清。人越老，就越是死鱼眼，眼珠子直勾勾地不会转，这是心气已败的原因。其实我们平时没事要像京剧演员那样学会转眼珠，是让自己年轻化的一个办法。现在倒好，我们天天缩着个脖子盯着电脑和手机看，最后不仅脖子成了一个乌龟脖，眼睛也坏掉了。眼睛坏掉了，跟天地自然沟通的能力就欠缺了重要的一项。未来人什么样？只要看人们现在看手机什么样就清楚了，十有八九是乌龟脖，就是常年缩着脖子，渐渐地，后脖颈就出现一个大包，导致后背的气血上不了头，或必须拐一个弯儿才能上去。可人会越来越老啊，后脖颈这弯儿就越来越僵硬，气血上不了头，未来很容易得阿尔茨海默病。

就九窍而言，其实还有男女的差异。问大家一个问题：从身体进化上说，到底是男人进化得好，还是女人进化得好？男女的差异就在男根女阴，男人呢，尿道和精道走一个道，所以男子总有意志的博弈，哪怕是潜意识里的博弈，他总得在脑子里"扳道岔"，同时男子控制尿道的能力与控制精子的能力是一回事，尿道无力，精道也无力。所以，要改变男子的精子问题，先要改变男子撒尿的能力。对男人而言，元气较充足时，尿窍容易开，而精窍不易启，因为尿窍开时，精窍必不能开；精窍开时，尿窍必不能开。这才是正常人。病人则是元气虚弱，尿窍更易开，而精窍也易启，于是，尿频、遗尿和遗精、白浊一般就会同时出现。而专治男子不育的中成药五子衍宗丸里面的车前子就是以利尿的方式来利精。相对于男子，女子就简单多了，女子相对进化得好，尿道和阴道是分开的，所以女人不会担心撒尿的时候会流产。

其实，男女还有一个差异是不被关注的，即男女的视觉能力不一样。眼睛入脑系，所以视觉能力的不同也决定了对大脑运用的不同。据说女性视网膜比男人有更多的视锥细胞和视杆细胞，所以女人的视野是散漫的，能够接收大量的信息，甚至超过了她所看到的。男人的视野是管状的，所以男人能更专注，更好地理解空间。而女人对人的脸和表情更感兴趣。而且，女性的视觉记忆也比男人强。她看任何事物都不需要盯着看，一切尽收眼底，衣服上有没有油渍、裤线开没开，一眼就全看见了。而男人不一样，男人看女人喜欢盯着看，看完脸、再看胸、再看屁股、再看脚，他必须分段去看，所以男人未必都"色"，只不过男人的视觉技巧不如女人高。

所以我们若想活得好，要先把这些接天接地的地方整好，把九窍整好了，九窍，专门通五脏，五脏足了，就生十二节。十二节，究竟指什么呢？

在《灵枢·邪客》篇中，关于天人相应有过于具象的比方——"黄帝问于伯高曰：愿闻人之肢节，以应天地奈何？伯高答曰：天圆地方，人头圆、足方以应之。天有日月，人有两目。地有九州，人有九窍。天有风雨，人有喜怒。天有雷电，人有音声。天有四时，人有四肢。天有五音，人有五藏。天有六律，人有六府。天有冬夏，人有寒热。天有十日，人有手十指。辰有十二，人有足十指，茎、垂以应之（所谓茎、垂，指生殖器和睾丸），女子不足二节，以抱人形（指女子怀孕靠子宫和卵巢）。天有阴阳，人有夫妻。岁有三百六十五日，人有三百六十节。地有高山，人有肩膝。地有深谷，人有腋腘。地有十二经水，人有十二经脉。地有泉脉，人有卫气。地有草蓂，人有毫毛。天有昼夜，人有卧起。天有列星，人有牙齿。地有小山，人有小节。地有山石，人有高骨。地有林木，人有募筋。……岁有十二月，人有十二节。地有四时不生草，人有无子。此人与天地相应者也。"

如此说来，十二节跟十二月有关，十二经脉也跟十二月有关。十二节，指人身体上的十二关节，上身是两腕、两肘、两肩，下身是两胯、两膝、两脚腕。这些地方都是人体最关键的地方，按摩的话，一定先要放松这些地方，经脉、气脉才可以流通顺畅。"九窍、五藏、十二节，皆通乎天气"，是指九窍、五脏、十二节，都与天之阳气相通连。

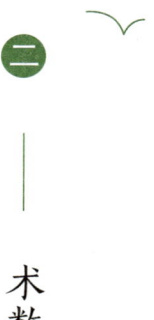

术数

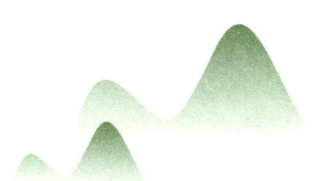

> 其生五，其气三，数犯此者，则邪气伤人，此寿命之本也。

这句话是说：天地生成在"五"，阴阳和合为"三"。如果违背天地术数的变化规律，邪气就会伤害人体，由此，这个术数规律就是寿命的根本。

在这儿，出现了术数的问题。

关于术数，我曾经说过，永远要牢记九宫图，中国的术数不是在讲数字，而是在讲数理。九宫图有多么重要？上南下北，左东右西，这是在画什么？为什么这张图跟全世界的上北下南图不一样？中国人为什么要这么画，是中国文化错了吗？不是。因为中国文化里面的核心要素是人，所以这张图是关于"人"的图，而不是一个地理方位图。

上南，是离火，是人头；下面坎水，是肾水。左边是肝木，右边是肺金。这张图在讲人的身体，左肝右肺。可明明肝在人体右边，中医偏偏说左为肝，是中国人不懂解剖吗？古代战场上死了那么多将士，古人不会看不到肝在哪里，说左肝，是从"气"上论，因为古人认为左边的气是上升的，为升龙；右边的气是下降的，是降龙。升龙降龙，二龙戏珠，珠，就是生命，就是中央脾土。而数字对应到这九宫图里，头为诸阳之会，阳之至数为九，所以南对应的数为九。天一生水，所以下面肾水对应的数为一。中央脾土为五，左肝为三，右肺为七，肝神为魂，肺神为魄，所以又有三魂七魄之说，而有的人不懂术数，于是生生把"三魂七魄"解释为人有三个魂、七个魄，有些装神弄鬼的人为了恐吓别人，一见面就说人家已经掉了三个魄，丢了两个魂，于是乎，被吓到的人便花钱求其帮自己找回魂魄。所以说，不学习，不明道，就会被骗。

这一段为什么说：其生五，其气三，是寿命之本，忤逆了三、五之数，就会邪气伤人？

在术数里，三代表生机；五代表成就。没有生发就没有开始，一代表混沌，二代表阴阳，三代表阴阳和合，阴阳和合才能生万物，所以有"三生万物"之说。万物虽然已经生发，但如果没有四季的生长化收藏，没有土德"五"则不能成就，就好比有人生你，还得有人养你，光生不养，依旧不能成人。

▶ 阴阳和合才能生万物，所以有"三生万物"之说。

那"五"为何物呢？关于术数，中国文化有一说法：1、2、3、4、5这五个数字叫"生数"，6、7、8、9、10这五个数叫"成数"，大家看一下，这两组数字的核心秘密在哪儿？什么叫生，什么叫成？生与成就如同老子"始"和"母"的差别，始，如少女；母，是生育过的女人。1、2、3、4、5是生数，她就像少女一样，代表各种可能性和不确定性。但成数是生数加"五",比如一加五是六,这就是"天一生水,地六成之";五加五是十,就是"天五生土,地十成之"。五为土,因此得知,万物都得加土才能成就。事物光生出来没有用,关键看它能不能和土发生关联,有了土,才能成就,才能生长。所以我们人生要想成就,也得找到自己的那个"五"或土,我们生命里最重要的那个"土",就是土德,就是德行要厚,要纯朴。现在经常有人说,现代人做事没有底线了,就是没有土德了,缺少了信义和良知,就无法向前走了。

万物没有土都不可生成,我们现在天天在讲排毒,排毒靠什么呢?有人说喝水就是排毒,可你不知道大量喝水给肾造成了多大的负担。其实,真正的排毒,真正能把你身体里的毒全部都排掉的,靠的是脾土,靠土德,靠中央脾胃的运化能力。而且,肝也负责分解毒素,所以,真正把身体毒素代谢掉的,还是要靠脾的运化能力和肝的代谢能力。现在很多人都担心食品安全,但只要你有强大的肝和脾,还是可以把垃圾代谢掉的。

土,在身体里对应的是脾胃,所以成就我们后天的也是脾胃。丹道医学称脾为"黄婆",它主持的地盘为"黄庭",所以丹道医学有《黄庭经》。而《黄帝内经》之所以叫《黄帝内经》,也有暗指黄帝为脾胃之神,和土德的意思。地球有土,才能与天感应而生万物;人身有脾,心、肝、肺、肾都要通过脾的加持来完成自我。1、2、3、4、5,代指先天;6、7、8、9、10,代指后天,后天的关键不是6、7、8、9、10,而是在于6、7、8、9、

10是先天1、2、3、4、5加五。没有这个"五",没有这个"土",生命就落在了空处。因此,脾,对于生命,既是后天,又是先天。

生命之道在于"法于阴阳,和于术数","和于术数",具体在生命当中应该如何应用呢?还是举个例子吧。

大枣是张仲景很喜欢用的一味药。《伤寒论》共有113方,应用大枣有40方,其中桂枝汤、葛根汤、小建中汤、大小柴胡汤等20多个方子都用大枣12枚,先前讲到天人合一时,说十二月应十二经脉,经脉的特性在于:营血行脉中,卫气行脉外,所以营卫运行不离经脉,张仲景用大枣12枚的第一点应该有调和十二经脉营卫不和之意。再,《神农本草经》也说:大枣为上品,"主心腹邪气,安中养脾,助十二经,平胃气,通九窍,补少气,少津液,身中不足,大惊,四肢重,和百药,久服轻身长年"。第二点,按照古代河图,"一六北方水,二七南方火,三八东方木,四九西方金,五十中央土"。其中,十是土之数,二是火之数,土味为甘,火性为温。大枣性味正是甘温,得五气之正,俱土德之全。味甘宜胃,气香宜脾。长于补血而短于补气。大枣归经为脾、心,十又为脾之成数,二是心之生数,所以,其数又与归经相符。由此可见,用大枣12枚,性味甘温,借心火生脾土之势,可以调和营卫、温中健脾。

张仲景还有个著名的方子,叫"十枣汤",是个很重的逐水药,

▶《伤寒论》中大枣的使用。

此方选用大枣肥者10枚，与甘遂、大戟、芫花这三味辛苦气寒，甚至有大毒的药配伍，用来攻逐水饮。甘遂、大戟、芫花这三味药属于峻剂，没有中央土之成数"十"，恐怕无法让此方立大功。十，按《说文解字》，即完满之象，一横是东西，一竖是南北。十颗大枣，既固摄中焦、大补脾胃，又可以马上补充津液，以防脱水。如果说取用大枣12枚的重点在心脾，在于火生土；那取用大枣十枚，其重点在于脾肾，在于取脾土克肾水之意，肾主管二阴，用"十"，取培土制水之意。

《伤寒论》中唯一一个用15枚大枣的方子，是茯苓桂枝甘草大枣汤，这又源于什么数理呢？这里用的是五行之数，即五行之生数，就是水一、火二、木三、金四、土五，也叫小衍之数。其中，一、三、五为阳数，其和为九，故九为阳极之数。二、四为阴数，其和为六，故六为阴之极数。阴阳之数合而为十五数，故化为洛书则纵横皆十五数，乃阴阳五行之数也。此方是治疗奔豚气的，奔豚，关键在于气化无力，证见于发汗后，脐下悸，这是心气心血大伤后，肾气逆，欲上凌于心的表现，所以此方用大剂量茯苓渗湿，用桂枝、甘草助心阳，用大枣15枚，以阴阳五行之数，健脾、补液、制水，以中土之力协调南北东西，调节上下之水火。

"当归四逆汤"是一张温养阳气的方子，用于治疗"手足厥寒，脉细欲绝"之证。方中用大枣25枚，25是1、3、5、7、9阳数之和，以应天数，取诸阳之和温经散寒，其数与方子的主治功用相应。

"炙甘草汤"，方用大枣 30 枚，用于治疗"心动悸，脉结代"之证，30 是 2、4、6、8、10 阴数之和，以应地数。用诸阴之和峻补真阴，养阴补血以复脉。由此可见，先师张仲景将药、量、数的运用都发挥到了极处。

三

因天之序

> 苍天之气，清净则志意治，顺之则阳气固，虽有贼邪，弗能害也，此因时之序。

这一篇的第二段讲一个重要的概念：因天之序。

大家看《生气通天论》篇，从第三段开始，就是"阳气者，若天与日""阳气者，烦劳则张""阳气者，大怒则形气绝"。所以这篇主要是讲阳气。因此，这第二段，要先讲下阳气的特性。

"苍天之气，清净则志意治"，我们知道天是无色的，那什么叫"苍"？为什么我们中国人爱说苍天呀、大地呀，这个"苍"是什么意思呢？实际上，天空从黑到白的过渡，为"苍"。中国文化似乎不爱讲绝对的事物，而是喜欢事物的变化状态。

用什么来完成这个过渡呢？就是"清净则志意治"，天空自己清净的力量就可以导致变化。"治"，就是正常，天，代表真阳元气，志是肾神，意是脾神。这句是说：真阳元气有自我清净的能力，则后天五脏就能正常运转。

"顺之则阳气固"这句是说：你跟着天走，你的阳气就会发挥固摄的作用，"虽有贼邪，弗能害也"，是说即使有寒贼邪气，也伤害不到你。也就是说，阳气如果盛大，人是不会得病的。这里面就涉及一个问题，你有病后去看中医，医生常说你阴虚，那既然阳不虚，人怎会得病呢？所以，咱们还是要把这事儿说清楚。

凡是阳，从某种意义上都指的是无形的层面，比如"气"。阴，指的是有形的层面，比如五脏。说阴虚是最简单的解决方法，只要说有形的层面虚掉了，我就可以给你滋阴，可以给你补。从身体上来讲，五脏六腑何为阴？何为阳？五脏是藏在肋骨条里面的，所以五脏就像古代大门不出二门不迈的家庭妇女，所以五脏为阴、为妻。六腑为空，总在运化，所以为阳、为夫。

比如你心血不足，医生就给你补心血，肝血不足医生就给你补肝血，这就形成了中医里有一派叫滋阴派，滋阴派最著名的是朱丹溪，他认为，人，经常欲念相火妄动，煎熬真阴，从而得出"阳常有余，阴常不足"，因此要"滋阴降火"。

中国传统的东西经常有门派之争，医学有门派之争，拳术有门派之争。这种争，还不是心平气和地论道，而是嘲讽谩骂，所以最后都是两败俱伤。而我认为绕开门派之争的最好方法是不入门派，不入门派的最好方法就是学习经典。门派，都有其偏执的理由，偏执一般来自自我的出身、经历，以及对事物感悟程度的高低。看任何派别，都要考察其制方之人、命名之义、立方之因。比如朱丹溪出身一般，后学习理学，接触的病人大多是有钱人，有钱人多妻妾，自然相火妄动，滋阴尚可。另一名家李东垣出身豪门，反而对豪门不感兴趣，且多爱护弱小，他的医学主张《脾胃论》反而是为平民百姓而作。而中医经典《黄帝内经》和《伤寒论》在这方面就很少偏颇，守的是中道，这也是我坚持经典教育的原因。

普通老百姓对中药的认知大多来自电视广告，再就是相信老牌子，比如同仁堂。大家认可同仁堂是因为它制药精良，很少有人知道清代同仁堂之所以名气那么大，是因为它自1723年开始供奉御药，历经八代皇帝188年。而给贵族服务最安全的办法就是滋阴。

目前，同仁堂有几个丸药还是不错的，比如附子理中丸，对治脾胃虚寒；逍遥丸，对治情志不舒；金匮肾气丸，对治阴阳俱虚；人参健脾丸、大山楂丸、保和丸等亦可用。但所谓的中药三宝：安宫牛黄丸、紫雪丹、至宝丹，就要慎用了。

经常有人问我：我每天一颗安宫牛黄丸好不好？你要知道，药怎么能每天当饭吃？更何况，你根本不知此药为何物！还有人说：这药很贵，贵药不就是好药吗？！其实，撺掇他吃这药的人，就是看上了他有钱，开一粒560元的药给他，一天一粒，这就叫：既谋财，又害命。

其实古代安宫牛黄丸属于救命药，既然是救命的，就是不到生死关头，不要沾。再者，救命的药，必然不是可以常服的药。为什么这药能救命呢？还跟这药的一个特殊制法有关，这药贵，也就贵在这个制法上了。这药里至少有四种原料特别贵：天然牛黄、天然麝香、朱砂（含重金属砷和汞）

和金箔。过去这个药外面包一层金箔，后来科研发现，这金箔是吃多少拉多少，因此认为没用，就去掉了，可东南亚地区的采购商认为去掉了金箔，这药就没用了，所以有段时间这药分两种，一种有金箔，一种没有金箔，价钱也就不同。我曾向某位老师专门咨询过金箔的问题，他说金箔虽然吃多少拉多少，但实际过程中金箔能够改变大肠内壁的分子结构，使大肠产生肠啡肽，而肠啡肽其实是脑啡肽的根源。也就是说，我们快乐与否，与肠啡肽密切相关，而心理障碍，比如忧虑、悲观、抑郁、紧张、睡眠障碍等都与肠胃功能紊乱等有关。现代西方科学也才发现：肠胃堪称人的第二大脑。科学家研究表明，肠胃中不仅含有大量的神经细胞，还有大量细菌组成的微生物群。它们会对人体的神经系统产生重要影响，尤其是喜怒哀乐的情绪调节，进而影响决策能力。所以，此药加金箔，意义重大。

安宫牛黄丸之所以能救命，在于此药中有重金属，可以安神，也可以重调元气。如果病人元气尚可，服下此药就可以活，比如当年四粒安宫牛黄救活了重症昏迷的刘海若，毕竟她还年轻，元气尚可。元气微弱的话，一重调，就冒了，可能一下就死掉了。过去有钱人家一定要家藏一颗安宫牛黄丸，家人病危时，就把安宫牛黄丸喂下，其实这非常符合我们中国人的心理：反正我用了最贵的药，把最贵的钱花在你身上了，活了，那是你的命；死了，也是你的命。

而且，安宫牛黄丸、紫雪丹等都是大寒凉药，对某些病有良效。但你若看过李可老先生起死回生的方子，也许就会明白点儿什么。此处不妄评了。

要想理解中医的方子，看六味地黄丸和金匮肾气丸就成了。现在有的中医喜欢给病人开六味地黄丸，反正都是滋补。但长期吃六味地黄丸的人，死时会流油汗，就是"久服地黄暴亡症"，因为地黄滋黏，肾气不足以化，就会有问题，可病人又不懂这些，于是医生病人都是一笔糊涂账。其实，六味地黄丸是从金匮肾气丸化裁来的一个方子，金匮肾气丸是由干地黄、山茱萸、山药、泽泻、牡丹皮、茯苓、桂枝、附子八味药组成，因此又称八味丸。它跟六味地黄丸就差两味药，差哪两味？差桂枝和附子这两味阳药。没这两味阳药，六味地黄丸就是一派滋阴的药。八味丸是医圣张仲景的方子，是治阴阳两虚的救命良方。六味地黄丸是谁发明的？是宋代一个叫钱乙的人。钱乙是一名儿科医生，他把金匮肾气丸除掉了桂枝和附子，化为六味地黄丸。给谁吃呢？给小孩吃。小孩只有在一种情况下才服用这个药，叫"阳强不倒，六味地黄丸主之"。

什么叫阳强不倒？生过小男孩的家长知道，小男孩有一个特点，就是小鸡鸡动不动就会勃起，小男孩的勃起叫"无欲则刚"，他不是因为眼耳鼻舌身意产生的欲望，而是他先天元气特足，所以能无欲则刚。若阳气强大到憋住了，就叫"阳强不倒"，这时就需要用六味地黄丸救急以倒之。什么叫阴？阳主散，阴主收，六味地黄丸一吃以后，阴精一下子就把阳收回来了。可现在大家常用这个治什么病？治中年人的阳痿，这不是治反了吗？现代人倒好，不明药性药理，闻补即悦，不管倒之还是扶之，兼之商业操作，恨不得众男子皆食之。其实，现代人有那么虚吗？而且真的是肾阴虚吗？我一直强调：现代人需要的不是补肾，而是解压。头上边压力大了，就抑制脑垂体和脑下垂体，而这两个腺体才真正决定你的性能力，也就是说，下面的事儿归上面管，你若情志不舒，压抑愤懑，自然对人生无有任何情趣。

讲这了六味地黄丸，再顺便稍微介绍下金匮肾气丸，从原理上讲，我更欣赏金匮肾气丸。金匮肾气丸是什么呢？就是在六味地黄丸的六味药之外，加了桂枝和附子。桂枝真是一味好药。《伤寒论》一共113方，第一方就叫桂枝汤，所以又叫群方之首，桂枝汤煮出来不像药，特别香。

桂枝有什么作用？桂枝通心阳，如果你出现胸闷、气短、心脏大面积堵塞，桂枝配伍得当的话，是一种解决心脏疾患的良药，比如苓桂术甘汤。

另外一味药是附子，它是专门盯肾阳的。肾阳是坎卦里面的那根真阳，外面是肾水，水中之真阳的启动，全靠附子。而六味地黄丸恰恰拿掉了八味丸中的两个阳药：桂枝和附子。六个阴药若没有此两味阳药，靠什么来化呢！桂枝，入少阴心；附子，入少阴肾。心与肾，又是生命最重要的动力及其源泉，正因为这两味药，生命开始了新的启程。

中药都讲究配伍，配伍得当了才能发挥作用。药用错了，就是毒药。

如果误用人参，就是"先谋其财，后杀其人"（徐灵胎）。中药，一定是在中医药理论指导下使用的药物，否则不能称为中药。《医法圆通》云："病之当服，附子、大黄、砒霜皆是至宝；病之不当服，参、芪、鹿茸、枸杞皆是砒霜。"只要辨证论治，配伍得当，即可化毒为利。所以"药之害，在医，不在药"。有些人还没弄明白张仲景开方子的思路，就开始增增减减，乱改仲景方了，难道你比张仲景聪明吗？！所以说，学习，永远是要先老老实实继承，别急着创新！

▶ 只要配伍得当，即可化毒为利。

"此因时之序"，所谓因时之序，就是因天之序。因，是顺承，天之序是什么呢？就是春夏秋冬，就是天道。地道是什么呢？就是顺承天道而行生长化收藏之道。人道呢？就是顺承生长化收藏之道而将养生命。怎么将养生命呢？这段后面就说了："故圣人传精神，服天气，而通神明。"

中国人为什么喜欢"顺"这个字？因为"顺"字本意首先是头脑清楚，然后顺应这个头脑的清楚。头脑的清醒首先源于对天地之道的认知，天道，春夏秋冬，是天意，是天的大慈悲。地道要顺着天的慈悲走。天是圆，就是春夏秋冬是一个圆，地守方正之道，就是不能乱来，就是要跟上天道，天寒了，地就冻，也趁机养养自己。天暖了，地也活泼地绽放自己，如此，便是"顺"……

地道顺遂天道肯定是没有问题的，但人道能否顺遂天地之道就有问题了，因为人不见得脑子永远是清楚的，人还有忤逆之性，就有可能反天道、反地道。我曾经看过人工种植人参，据说人工种植人参需要七年的时间，而七年后，这块土地就全废了。这说明了什么呢？第一，人参吸光了土地里的营养，所以人参才有那么大的价值。第二，为什么过去人参都长在山里，而且必须是东北的深山里呢，得山之厚，才有真营养啊。如果人类为了自己的利益跟天对着干，势必会扰乱了上天给我们的这套春夏秋冬的程序。程序乱了，就是天灾，地也就乱了，就是地祸，而身体也是天，天天吃反季节的食物，天天吃没有多少生命能量的东西，人体自然要出大问题。

中国的气和阴阳五行理论认为，得天气最多、生长期越长、得地气越厚的东西才越有营养，粮食要种一年，猪也至少要养一年，得四季之气的，才是最珍贵的。而现在的菜才种几天哪，甚至有些就种在清水里，只剩清味，没有香味了。

四

精与神

> 故圣人传精神，服天气，而通神明。

那个"传"通"抟"字，其实古代很爱用"抟"这个字，什么叫"抟精神"，不是我把我的精和神传给你，圣人不是那么喜欢往外送东西的，怕你接不住。圣人是要修炼自己，给人类树立美好的标杆，给人类一种这世界可以很高级的信念。"圣人抟精神"的"抟"，就是没事在那儿运化自我。"服天气"，就是呼吸天地之气，从而通神明。圣人就做两件事：一件事是修炼自我，一件事是天人合一。如果我天天讲天人合一，不修炼好自己，怎么跟天合一啊？天会说，你凭什么跟我合？所以圣人就两件事，一件事是抟精神，一件事是服天气，服天气就是天人合一，只有这样，才能通神明，才能通天彻地，得大智慧。

中国文化的终极目标就四个字"天人合一"。天人合一，很多哲学家从不同的角度去讲，可不管从哪儿讲，都不如从身体上讲。天人合一就是人身要合在气、阴阳、五行这几个核心概念上。

天是一个系统，叫天道，人是一个系统，叫人道，人道合于天道的时候，这个人不仅没有病，而且很自在。人一直跟着天道走，才安全。

如果人不因天之序，不顺承着天的顺序走，就会出问题，比如天冷你要多穿衣服，天冷了而你非要去冬泳，就是跟天较劲，连狗熊都知道冬天要把皮毛变厚呢！

揉揉转转就是"抟"，两手相揉为之"抟"，你看那些练功的，两手成天抱一个虚空的球在那儿揉啊揉，只要这么一揉，你的手指头、肩、背等全都有感觉。大家都揉过面吧？现在年轻人都不干这个活了，揉面就是越揉越筋道，最后随你捏揉造型。而这，就好比孔子所说，做学问就是"玩其辞"，"玩其辞"可是个大境界呀，做学问的最高境界真的不是当教授，而是"玩其辞"，把辞意要玩透了。看书的时候，能霍然而惊、能拍案叫绝，才叫"玩其辞"。把经典的一句话弄懂的时候，就是大补，可以补得人浑身通泰，经脉都通畅了。

"故圣人传精神"这句，除了"传"字，"精神"二字也要解释一下。这两个字，一定要分开讲，"精"是精，"神"是神。

抟精和抟神，是两种境界。中医教科书说："精，是维系人体生长、发育和生殖的精微物质。可分为先天之精和后天之精。前者指禀受于父母的生殖之精，后者指来源于饮食水谷、经脾胃消化吸收的水谷之精。 精，还包括血、津液的广泛含义。因为血和津液都是人体生命活动必需的营养物质。"其实，只要说"精"是精微物质，就落入有形的圈套，中国传统医学之所以每每被人诟病，就源于解读者和听者都容易陷在有形的层面，一落有形，往往就说不过以解剖学为基础的西医。中医的高级在于无形，无形便超越了语言。

精气神是个大话题，也是中西医分歧的要点，不说清楚，还真的难以过关。

精，与其说是物质，不如说是能量，这个能量有阴、阳两种运动方式，阴的运动方式会形成凝聚，而阳的运动方式却是宣散的。我们说"心精""肾精""脾精"等，其实"心精"的主形态是"散"，"肾精"的主形态是"藏"，"脾精"的主形态是运化四方。

精，落在有形上，有人就认为是血，但中医又说"精亏血少"，显然精、血不是一个东西。如果非说精血不二的话，那么"血"，当指血里阳性的气化的一面，而"精"指血里阴性的汇聚的一面。好比抽血时，血是喷出来的，这种喷薄的能量来源于"精"的气化，然后转为"血流"，其中有个从"气"转化为"液"的过程，但生命的玄机太快，非我们肉眼能识。比如输血时，我们总想滴得快些，但医生一定不让太快，否则血液来不及气化，就不会被吸收，甚至会造成死亡。而且输血后人会发冷，也说明气化血液需要热能。五脏衰竭的病人气化功能一旦衰竭，输再多的血也无济于事。

这也涉及"还精补脑"这个有趣的话题。好多人认为过性生活只要忍精不泄，就没有损耗体魄，甚至可以还精补脑，这真是个笑话。其实呢，要想真的还精补脑，关键在于"气化"，气化能力才是要点，所以道教养生指出的顺序是：炼精化气、炼气化神、炼神还虚。也就是"精"补不了脑，炼精化成气，才能上行补脑。

肾的真阳，能够让"精"气化；激情、情欲、体力劳动等也可以促进"精"的气化。肾精能气化，就是真火生真土，"精"就补给了脾胃，脾主肌肉，精足了，人就有劲儿。反之，人没劲儿，要么精不足，要么是肾精无法气化。

而且"精"和"神"是可以互相转化的，精要变成神，靠气化转化。关于精、气、神，我有个比喻：人身所藏之精，譬如油；人身之气，譬如火；其光亮，譬如神。油量足则火盛，火盛则亮度大；反之，则油干火熄而光灭。

中医和西医一旦辩论，中医必输。为什么？一个说的是形而上，一个说的是形而下。形而下的多具体，人听得懂；形而上的，人听着云里雾里，更何况没有几个中医能说好形而上。很多中医就会说：我讲不出道道，但我能治好病。这，西医当然不买账。所以说，还是要好好学经典。

不仅"通天下一气耳"，而且"通天下一精耳"。但为了说清楚"精"的用途，中医里面还是分出好多名词，比如肾精、肝精、心精。

什么叫肾精、肝精？其实都是"精"，之所以有不同的名号，在于它处于什么位置，发挥什么作用。五脏在五种器制之外，还有五种不同的动能：肾精主收纳、收藏，所谓"藏"，就如同把收进的谷子变成精华，这种负责转换的力量就叫作"肾精"。但假若肾的功能出了问题，它藏的可能就是垃圾，兼之膀胱经气不足，气化无力，就可能形成"肾结石"。

相较于肾精的收藏，心精则主宣散，它要活泼地游走四方，要疏布到每一个末梢。心精若不足，人的四肢末梢就凉凉的，让人不舒服。如果只有气过去了，里面的营养物质少，人就会"痒"，所以"痒"就是心病。和心气又有点儿像，精就像细胞，就像船，气就像河流，得带着船走。但是这个船往哪儿走很重要，肾精是什么东西都收。心就是要把所有的气血打到全身末梢，气血到不了末梢，就会出现心精不足，营养物质不足，里面的小船太少，气挺多的，哗一下过来了，小船带着里面心精不足，把它往外打，打到身体末梢，气过来了，血过不来这就是痒，很好判别，只要痒你就知道心气足，心血不足。中医把心精分为气和血两个部分，很多人血脂高，血脂黏稠，是气不足了。气不足，化血的能力就弱，推动血的能力也弱，渐渐地，经脉就堵塞，人就病了。其实，人都是慢慢病倒的。原先，经脉好比通畅的道路，一旦有两辆车追尾了，后面的车就都渐渐地慢下来，甚至慢慢就完全不动了。气血也是这样，真正的治疗法就是把堵塞处疏通开。

肾精的本性是贪婪，心精的本性是给予。所以我们人性有奉献，也有贪婪。我们的五脏，就是我们自己，谁也没好到哪儿去，谁也没坏到哪儿去，就看我们五脏功能是正能量占了上风，还是负能量占了上风。

"服天气"，就是呼吸天地之气。关于呼吸，圣人讲究绵绵若存，庄子说"真人之息以踵",踵,指脚后跟,是比方他们吸气的能力特别强。咱们再使劲儿,也只是那么一口气,顶多到胸、到腹,要到脚后跟,难!而圣人"服天气",是真能把这气吃进来,而且还有化这口气的能力。呼吸,常人以肺,圣人以肾,脚后跟走的就是肾经,所以圣人就是以肾呼吸,肾气足,则纳气至肾。比如说哮喘,根儿就在肾不纳气,强肾是关键,而一般看哮喘只看肺。实际上,呼吸绵长这件事由谁来管?由肾的收藏能力来主管,所以说哮喘实际上是一种肾病,是肾的收藏功能失效的病。肾不纳气,上面就虚喘。

下面讲"而通神明"这句。"圣人抟精神,服天气"这两个工作做到位后,人体气化能力强,就可以把身体里面各个部分的精全部化掉和吸收,炼精化气以后,就可以上通于脑,人就特聪明,就开悟,就是"通神明"。

上一节讲了"精",这儿还得讲一下"神"。《黄帝内经》说"两精相搏谓之神",两精,指阴阳,阴阳互抟,其运动纠结所产生的能量就是"神"。阴阳,唯有相互作用,才引发生命的高潮。凡不可思议的,都是"神",而可预知的、可思议的,都不是"神"。

精满气足,就能通神,也叫作开悟。

所有的经典教育都是让小孩子背书,背书怎能开悟?反而锻炼身体,强健其体魄,倒没准能开悟,因为要想开悟,前提是"精满气足"。就是"精"全部气化,变成无火的"炁",然后上冲于脑,就是"还精补脑",脑力就大开了。

现在孩子的传统文化教育，除学习经典，还要让孩子学茶道什么的，这真是有失远见，少年期，尚武，要比尚文强，从小尚武，可培养其坚忍的意志；尚文，则容易造成其酸腐。太过优雅的孩子，骨子里会过于清高傲慢，只宜放在象牙塔里，在弱肉强食的世道上是不堪一击的，一旦沉沦，救都没的救！从来都是，荒蛮浪子易回头，酸腐秀才没的救！其实，古代能去练武的都是富家子弟，因为练武得吃饱、吃好，得供养师傅。而学文的秀才一般是穷人家的孩子，只要有几本书读就可以了，而且要靠读书改换门庭。所以有"穷文富武"之说。

在这里，还要讲一个养生误区。中国的传统观念里，有"夜失一滴精，日食一头牛"的说法。造成男子在行房的时候忍精不泄，唯恐伤了自己的身体。甚至有个西班牙学生学了中医后就拒绝与妻子同房，说怕伤了他的精。对于同样的东西，一种文化认为这"精"是宝贝，我一定要传给很多的女人，因为我传得越多，我的基因就传播越广；而另一种文化就是好东西、好宝贝，不能给别人，得自己留着。但关键是你得留得住啊！

几年前，曾有一个病人从南方哭着来找我，他说他前两天去体检了，拿出一张体检报告，上面写着几个字：疑似前列腺癌。估计谁拿到这样的报告都得崩溃。于是他打着飞的过来了，上飞机前打电话，下飞机也打电话，一边歉疚耽误我时间了，一边又担心我不等他，其实这种啰里啰唆的做法就体现了前列腺病人的性格。我说过，凡是得前列腺疾病的男人，都是招人烦的好人，为什么？因为他总是替别人着想，他就怕做错了事，天天为别人想，包括他在床上都为女人着想，他总为别人服务，所以把自己憋坏了。

我们先说一下前列腺是什么。它是精子的助推器，总得有河水带着小鱼们飞，如果光有小鱼没有水，鱼就动不了。

得前列腺疾病一般有三个原因，第一个原因是忍精不泄，男人，只要欲念一动，前列腺就会带着精子出来一小部分，但他使劲憋着，不泄精，就容易得前列腺肥大。再有，他认为只要忍精不泄，就不会伤害身体，但他不知道的是，欲念一动，精就动，就好比"拉出的屎坐不回去"，把已经动了的精生生憋回去，已然是败精，久之，则化脓，成炎症，再遇郁闷寒邪就容易成癌。得前列腺的第二个原因是久坐不运动，天天"葛优瘫"，当然有问题。第三个原因，就是老了，阳气虚，不能化精，气瘀、精瘀，就会得病。

把过他的脉后，我告诉他没事，不是癌症的脉，吃点儿药就好了，我记得当年好像开的是通脉汤。他哪儿肯信，死活在旁边租了房子，然后天天吃药，天天缠着我把脉，我也知道他心里没底，害怕，可我也受不了他天天的啰唆，就劝他回家，告诉他，只有家才是最养身体的地方，同时，给他写了副对联：宁做快乐小人，莫做受难君子。凡得前列腺疾患的人都该好好体会这副对联。七天后，他回去了，回去的第一件事是又跑去医院体检了，体检完了，他又疯狂地给我打电话，那天我上课，一天没开手机，打开后看到他说指标一切正常了。可大家都能体会他这七天的心里波澜，从地狱到天堂的好一通奔波。其实，人真的挺可怜的，若按指标活着，恐怕没几个正常的。一定要记住，人不是靠指标活着，而是靠感觉活着。每个人身体里都有癌细胞，癌细胞就是细胞的无序生长，自身的修复能力就是免疫系统和作战系统一起发挥作用，而不是一番狂轰滥炸，中医，就是先让元气发生作用，让身体细胞各归其位，从无序回到有序，指标就正常了。

关于男孩女孩的性教育，有几点需要注意。

1.欲不可早：破阳太早则伤精气，破阴太早则伤血脉。现在有些男孩女孩过旦地开始了纵欲的生活，比如我见过的年龄最小的患前列腺疾病的孩子才20岁，家里为此曾全世界求医，花了很多冤枉钱。还有个男孩子也是才20岁，就虚弱得撒尿都有精液流出，腰都直不起来。而女孩子的问题更多，有些年纪轻轻就过度流产，而又瞒着家人，小月子也不好好养，而且还减肥无度，甚至不知从何处学的招数，靠吃避孕药来治疗青春痘等，到20多岁的时候，要么停经，要么卵巢萎缩，总之一堆妇科问题，未来再生育都已然不能了。

2.欲不可绝：中医讲，独阳不生，孤阴不长。圣人不绝和合之道。男人精盛则思室，也就是成家；女人血盛则怀胎。但晚婚晚育会造成一个问题，男人、女人孤独久了，只喜欢自己和自己的沟通方式，真成家后，反而不能跟爱人沟通，于是现在又出现了大量的无性婚姻。美好的性生活实际上不仅是爱情婚姻里重要的一项，也是让经脉欢畅的一个动力。它比按摩、刮痧、针灸、吃药要有效好多倍，它可以治愈头痛、后背痛、烦躁、抑郁等，所以中国古代的房中术其实是利用人体性生活治愈这些疾患的方法。但不恰当的性生活又会造成身体的不适和疾病。总之，它就好比双刃剑，用好了，对身体受益无穷，用不好，对身体损害无穷。

3. 欲不可纵：其中总原则是：增加精气，避免损耗。久而不泄，或忍精不泄，会导致壅瘀之病；肆意放纵，又损年命。

4. 欲不可强：就是不可以勉强自己做力不能及的事情，尤其是酒后不要行房，酒，容易在体内产生湿热，从生育角度讲，湿热会导致男子的精子纯度不够，精液瘀滞。凡事，越悠然，越养生。

5. 欲有所忌：逢晦朔、雷雨、日食、大寒、大暑时节，此事当免。

首先，逢"三虚"，莫做爱。"三虚"分年虚、月虚和日虚。

年虚是指冬至和夏至这两天，都是阴阳气机转化的时候，天地之气的运动较为活跃，而人体却处于比较虚弱的状态，所以最好不要在冬至和夏至这两天和前后几天行房，一方面耗损元气，另一方面精血质量不均衡。"冬至一阳生"，冬至这天是真火正伏，真阳就在要起未起之时。这一天又叫"此一年之虚"。"夏至一阴生",夏至这一天一阴初起,真水尚微,也是一年中人体偏虚的时候。

月虚指晦朔之时。月亮在中医里代表太阴。晦朔之时,天地间的阴气过盛,这几天也最好别做爱。美好的事最好在花好月圆之夜进行,顺应天地,道法自然。

日虚,指天地出现晦暝风雨的情况,比如日食或月食,在这样的日子不要有性生活。日食、月食出现的时候,是天地间气机变化最为强大的时候,这时自然界的外力容易损伤身体。

卫气

> 失之则内闭九窍，外壅肌肉，卫气散解，此谓自伤，气之削也。

"失之则内闭九窍"这句翻译过来就是：如果你做不到"抟精神、服天气"，就会内闭九窍。九窍，是为五脏开的窍，九窍一闭，五脏就死了。九窍通五脏，五脏六腑一憋，外壅肌肉，心主血脉，肾主骨，肝主筋，脾主肌肉，肺主皮毛，五脏一憋，肌肉筋骨就全都壅滞了，兼之卫气（阳气）散解，这就叫自己伤害自己，因为阳气已经销伐殆尽了。

这一篇不可以轻易错过，这一篇全都讲气化的重要意义。阳气主管气化。我们人类为什么会变老？就是因为我们的阳气越来越少。生气伤阳，受寒也伤阳，阳气销伐，阴就不长；阴精销伐，阳也不生。

这里出现一个新词：卫气。什么叫卫气？在《灵枢·营卫生会》中黄帝提出了同样的问题，"黄帝问于岐伯曰：人焉受气？阴阳焉会？何气为营？何气为卫？"这句翻译过来就是：人是怎么得到气的呢？阴气、阳气又是怎么相会的呢？什么叫营，什么叫卫呢？黄帝真是个善思考的人，一口气提了四个问题。岐伯答曰："人受气于谷，谷入于胃，以传与肺，五藏六府皆以受气。其清者为营，浊者为卫，营在脉中，卫在脉外，营周不休，五十而复大会。阴阳相贯，如环无端。卫气行于阴二十五度，行于阳二十五度，分为昼夜，故气至阳而起，至阴而止。"翻译过来就是：人，从谷物中得气。谷入于胃，以传与肺，就是土生金，谷物气化后传气给肺，肺朝百脉，再疏布气给五脏六腑。其中，清者为营血，浊者为卫气；营血运行在脉中，卫气运行在脉外，如此周流不休，50圈后重新开始。营血为阴，卫气为阳，阴阳相互加持，如环无端。卫气分别行于阴25度，行于阳25度，分为昼夜，卫气运行至阳而起，至阴而止。

在《黄帝内经》里，卫气是与营气成对的，《灵枢·卫气》篇说："其浮气之不循经者，为卫气；其精气之行于经者，为营气。"这么打比方吧，营气，精致富足，行于脉中，像大家闺秀；卫气，剽悍迅疾，行于脉外，像大家闺秀的保镖。所以，卫气，是阳气的一种，专门维护四肢皮肉，让它们不受寒邪。如果你肌肉松松垮垮，是卫气虚；怕风怕冷，也是卫气虚。

卫气实际上就是阳气，什么叫卫？保卫体表的气就是卫气。感冒就是卫气挡不住寒邪了，皮肤病就是里面严重不足，导致卫气也出问题了。从外侵入身体的第一层病，就是卫气不固，伤及皮毛，然后是经脉病，然后是气血病，最后是骨髓病。就像扁鹊见齐桓侯的故事，先是"君有疾在腠理，不治将恐深"，然后是"君有疾在血脉"，再是"君有疾在肠胃间"，最后是"在骨髓"，到了骨髓基本上已属于半死半活。于是扁鹊就跑了。

既然昼夜与卫气运行相关，那么就说明睡眠跟卫气也有大关联。《灵枢》专门有一篇叫《卫气行》，说："卫气之行，一日一夜五十周于身，昼日行于阳二十五周，夜行于阴二十五周，周于五藏。是故平旦阴尽，阳气出于目，目张则气上于头，……其散者，别于目锐眦，……行阴分，复合于目，故为一周。"这一段是说，卫气一日一夜作用于人的身体五十圈，白天二十五圈，行于体表；夜晚二十五圈，行于体内，早晨"平旦阴尽"，平旦是什么时候？半夜三点到五点是阴气最盛时，又称鬼时，五点以后鸡一叫，鬼就走了。所谓"鬼"，就是阴邪。五点阴尽，人只要一醒，"阳气出于目"，卫气就从内眼角开始一天的巡行，然后"别于目锐眦"，也就是外眼角，至此眼睛就打开了，内眼角叫目内眦，外眼角叫目锐眦。目锐眦宽大，因为这是张开的地方，目内眦细小，因为这是合上的地方。"目张则气上于头"，只要眼睛睁开，气就上冲于头，也就是说眼睛不开，脑袋不转。到了晚上，卫气"出内踝，下行阴分，复合与目"，就是眼睛又合上了。"故为一周"，是指从早上睁眼开始到晚上合眼睡着，这是一圈。这一圈，气血走了25个来回，卫气巡行体表是白天25圈，卫气入于阴是夜晚25圈，由此可知，天亮不醒，就压抑了卫气巡行于阳；天黑不睡，又使得卫气无法入于阴，长此以往，气血就乱了，气血一乱，身心都会出问题，就是病，就会形成睡眠障碍。这也是身体要跟着天走的意义所在，白天过劳、过虑，伤阳；晚上过熬，伤阴。把这一段听懂了，也就明白了《黄帝内经》为什么说"机在目",卫气出阳入阴的机关,就在眼睛的开合——睁眼,启动阳;闭眼,启动阴。睁眼,气血就上头,就没有所谓心识的放下;眼一闭,万物消息,神气内敛。所以养生第一大法是常闭眼。

关于睡眠,还是在《灵枢·营卫生会》中,黄帝问:"老人之不夜瞑者,何气使然?少壮之人不昼瞑者,何气使然?"就是说老人夜里睡眠少,是什么气导致的?少壮之人白天不困,又是什么气导致的?岐伯回答说:"壮者之气血盛,其肌肉滑,气道通,荣卫之行不失其常,故昼精而夜瞑。老者之气血衰,其肌肉枯,气道涩,五藏之气相搏,其营气衰少,而卫气内伐,故昼不精,夜不瞑。"翻译过来就是,少壮之人气血充盈,肌肉光滑,说明经脉通畅,营血、卫气运行正常,所以白天精神、晚上可以深睡。老年人,气血衰败,肌肉枯槁,经脉堵塞干瘪,五脏之气混乱,脉中营血衰少,脉外卫气无力,所以老人白天没精神,晚上又不眠。

那么,卫气具体有什么作用呢?《灵枢·本藏》篇说:"卫气者,所以温分肉,充皮肤,肥腠理,司关合者也。"卫气,是用来温熏肌肉,充实皮肤,肥壮腠理,管理气机开合的东西。"温分肉",这里有两个概念,一个是"温",卫气为阳气,主温;一个是"分",主肌肤腠理的分层。卫气充盈,可以"充皮肤",可以"肥腠理",即肌肤腠理皆得其营养。"司关合"则是指皮和毛的不同功能。皮主合,毛主开。卫气有开合两大特性,但一定是合大于开,卫气关闭的能力要大于开的能力。过开,人就得病。天热,毛孔舒张,属于自救。但是不可以老开着，要适当地合一合，在阴凉地方稍微待一待，老开着汗就多，血汗同源。汗多了就伤血，血伤了也伤液，血流得多，人就会饮水自救，狂喝水。曾经有一个人告诉我她的一次经历，她月经崩了，大出血，已经处在一个昏迷的状态。同宿舍的人发现了，惊呼：你床上怎么全是血！于是她迷迷糊糊地起来，冲到卫生间把水龙头打开就喝，喝完水以后她才清醒过来。这就叫血汗同源，血崩时，你身体的液也都走掉了，饮水自救就是本能。

关于卫气主管气机开合的问题，黄帝在《灵枢·营卫生会》中又帮我们问了一个问题：有的人吃完热饮、热食，其气未定，汗则出，要么是脸上出汗，要么是后背出汗，要么是上半身出汗，总之，并不是因循着卫气循行全身的道路出汗，这是为什么呢？岐伯回答：这是因为此人曾外伤于风邪，里面伤了腠理，皮毛蒸腾而腠理松懈，卫气剽悍滑疾，运行太快，运行到人体虚弱处，一下子就从虚弱处漏掉了，不能再因循自己原本的道路行走，这种情况叫作"漏泄"。

古语说：皮之不存，毛将焉附。皮和毛实际上是共生的，皮毁了，毛也不存在了；毛毁了，皮也难看了。当看到一根特殊的毛的时候，人就有一种习性，不是爱惜而是一定要拔而除之。害怕特殊，也是人性。任何事提高到人性的高度，就好玩了。毛特殊，被拔除；人特殊，也在俗世待不舒服。

关于气，庄子的一句话说得特别好。《庄子·知北游》曾指出："人之生，气之聚也。聚则为生，散则为死。……其所美者为神奇，其所恶者为臭腐；臭腐复化为神奇，神奇复化为臭腐。故曰：通天下一气耳。"是说，气呢，可以神奇，可以臭腐，但臭腐者可以化为神奇，神奇者也可以化为臭腐，总之，变来变去的，就一个"气"。通天下一气耳，本来没那么多名号，但为了说明"气"不同的用途，勉强分出了不同的名称，比如营气、卫气、胸中大气、肺气、肝气、正气、邪气，等等。其实，周身不过一气，诸多气，不过一气之变化，一气在不同时空的描述而已。

比如，元气，从娘胎里带来的，是一个定数，不会因为你富有就多给你点儿，也不会因为你贫穷而少给你点儿。人，就活这一口气，悠然地活，气就悠然；激昂地活，它也激昂；憋屈着活，它也憋屈……你的生活状态，就是它的样子。

元气足，才有五脏六腑之用。用什么来诠释元气之用最好呢？用《易经》乾卦吧。元气小时，为潜龙勿用，不成乎名，不见是而无闷，该用则用，不该用坚决不用。处九二九五爻之位，一个是"见龙在田，利见大人"，这时的大人是老师；一个是"飞龙在天，利见大人"，这时的大人是提携你的贵人，为正得其用。九三为小心之用，九六则是过用，过用必"亢龙有悔"。而"元亨利贞"四字正是保元气之诀，元，生发之道；亨，盛大、生长之道；利，收获、收敛之道；贞，收藏圆满之道。总之，元气犹如龙气，虽看不见摸不着，但真实不虚。

再比如：正气，指能够支持你、辅佐你、振奋你，使你与众不同的能量。中医所谓正气，指在本经正常运行的气。

而邪气，指一切约束你正确的天性、干扰你灵魂的纯净，让你猥琐并下行的能量。中医所谓邪气，指不在本经、越俎代庖的气，越俎代庖的后果就是乱经。

咱们用上火的问题解释下"正气"和"邪气"的问题吧。中国人总说"上火"，这个"火"从哪里来，要怎么去，是要消灭"它"，还是收回"它"，真是个大问题。

人体的火应该在哪儿？人体的真阳一定在下边，在丹田。然后胃这儿也得有点儿火，好腐化食物，叫阳明火。大肠也有阳明火，好使得腐物成形。脾能运化万物的力量，叫"脾阳"。肝能代谢垃圾的能力叫"肝阳"。这些都是人体的正能量，阳气（火）在正确的位置上发挥作用就叫正气。而不在本经本位而跑到别处指手画脚的气即邪气。那么它们是因为什么离开了自己的位置而变成"邪气"的呢？因为有别的东西（寒邪）占了它们的位置，如同鸠占鹊巢，鹊只好到别处哀鸣。比如真阳之火，应该藏在丹田，肾有寒，或肾收摄力不够，就会逼火上越，真阳之火就由正气而变成邪。阳明胃火也是被胃寒逼出来，而上行为邪火，从而造成牙痛的。心火（少阴君火）得肾水温熏而本应下行，可肾有寒凝，则肾水不温，心火就得不到制约，也易上行于舌。所以,一切"上火"相皆源于正气不足,所以它所经过的地方就发炎、溃烂。

许多西医和现代中医对付"上火"的惯常思维是一个貌似聪明的简单思维,而不是智慧思维,他们认为你这儿上火了,怎么办?灭火。于是消炎药和寒凉药就上来了,灭了"火",人就疲软、食欲变差,拉稀(大便能成形是大肠经阳明火的作用),因为病根(肾寒、胃寒等)没去,所以等人慢慢恢复后,一切又重新开始,如此,疾病反复缠绵难去。至此可知,邪气也是正气的变化,杀邪气不当就是杀正气。所以,治疗邪气的方法不是杀伐,不是简单地用寒凉药灭火,而是引火归元——有肾寒,破肾寒;有胃寒,破胃寒。肾收藏力不够,就增加肾的收藏力,如此,把虚火、邪火引回本经本位,让浪子回了头,神明归了位,变邪气重新为正气,才是王道。

▶ 上火的问题。

也许很多人会问:怎么引火归元啊?引火归元有诸多法,要么用药,用药必须望闻问切;要么用功,用功就是练功,比如有人一练功就头晕,这就是火不归元之象,那你可以把意念下沉,很有良效。

关于一个"气"字,就有三个写法。

第一个"气",是我们现在用的"气"字,指空气。第二个"氣"

是下面有个"米"字，就是指粮食中产生的能量。中国的养生就是"五谷为养"，就是得吃五谷，别的都是瞎扯。"五菜为充"就是粮食不丰收了，发水灾了，没粮食了，这时候才吃点儿草根、树皮，吃点儿菜。就是乞讨的也叫"要饭的"，没有叫"要菜的"。第三个气，是无火的"炁"，就是练功得到的气，也叫"真气"。

气，看不见，摸不着，但能感知到。关于气，最好的比方就是"风"。风是由什么造成的？气压，气压不就是阴阳相搏的产物吗？阴阳的相互作用产生的势差，就是气。汉代的时候，中国有一个占卜的方法，就是风占。其实风占就是气占，中国关于"气"的最了不起的研究，就是二十四节气。

中国古代记录了一个关于气的伟大实验。这是一个什么实验呢？《后汉书·律历志》记载汉代的"候气之法"："夫五音生于阴阳，分为十二律，转生六十，皆所以纪斗气，效物类也。天效以景，地效以响，即律也。阴阳和则景至，律气应则灰除。是故天子常以日冬夏至御前殿，合八能之士，陈八音，听乐均，度晷景，候钟律，权土炭，效阴阳。冬至阳气应，则乐均清，景长极，黄钟通，土炭轻而衡仰。夏至阴气应，则乐均浊，景短极，蕤宾通，土炭重而衡低。进退于先后五日之中，八能各以候状闻，太史封上。郊则和，否则占。候气之法，为室三重，户闭，涂衅必周，密布缇缦。室中以木为案，每律各一，内庳外高，从其方位，加律其上，以葭莩灰抑其内端，案历而候之。气至者灰动。其为气所动者其灰散，人及风所动者其灰聚。殿中候，用玉律十二。惟二至乃候灵台，用竹律六十。候日如其历。"即，在一个密闭的室内，把端部塞上葭莩灰的律管按一定九宫方位加以布置，即每一个格子里标注上春分点、秋分点、夏至点、冬至点等，二十四节气标注好后，把律管埋在各个节气点上，注意观察就可以看到，每到一定的节气，与该气相应的那支律管中的灰就会逸出。比如立春这一天，东边一根律管里面的气一动，上面的灰就飞出来了。由此便知这一年几点、几分立春了。这一实验的真假已无从判断，但这种把律管的长短和天地之气联系起来的实验，对我们理解古人看待五气、五脏与五音相应等问题至关重要。就这样，人们把不同音频的乐音同一年中的不同时令，同该时令的气候、物候联系起来。所谓二十四节气、七十二候，不过是天"气"在一个回归年中有24种或72种表现，同时造成了不同季节中声色味的不同。因此，五音、十二律可以说是关于"气"的量化的另一种表达，也就是对气的量化。《史记·律书》中说："王者制事立法，物度轨则，壹禀于六律，六律为万事根本焉。"音律与天之气相应，就是"同声相应""同类相动"，从而把律吕与"气"密切联系了起来。总之，音律管，是古代的重大发明，律管及音律，是对天籁的精确计算，是天人合一观念的科学表现，是对气的量化。

关于中国古代的科学实验，必须要读《史记》中的"八书"、《汉书》中的"律历志"等，这些是史书里面顶级的秘密，但现在很少有人钻研这些了。要不然，我们就弄不懂《黄帝内经》为何总说"五声""五音"这些，其实，不通五声、五音，便不懂气与阴阳。比如，《汉书·律历志》说："五声为本，生于黄种之律。九寸为宫，或损或益，以定宫、商、角、徵、羽。九六相生，阴阳之应也。律十有二，阳六为律，阴六为吕。……黄钟：黄者，中之色，君之服也；钟者，种也。天之中数五，五为声，声上宫，五声莫大焉。地之中数六，六为律，律有形有色，色上黄，五色莫盛焉。故阳气施种于黄泉，孳萌万物，为六气元也。以黄色名元气律者，著宫声也。宫以九唱六，变动不居，周流六虚。"

气，看不见，摸不着，但古人用音律把"气"量化了。我每次讲到这儿都比较困惑，因为我数学不好，也不通音律，所以希望将来能有人把这里面的东西搞清楚。但我们可以去思考一些别的，比如法律为什么叫法律？法，古字写作"灋"，三点"水"代表执法公平如水；"廌（zhì）"就是独角兽，代表着正义。律，中国古代审定乐音高低的标准，把声音分为六律（阳律）和六吕（阴律），合称"十二律"。律吕是古代用竹管制成的校正乐律的器具，以管的长短来确定音的不同高度，从低音管算起，成奇数的六个管称"律"；成偶数的六个管称"吕"。所以，律，代表准确、标准。法是执法公平，律就是绝对的条文。

二十四节气统统是气机的转换，转换的时候产生的能量会对生命发生作用。每年节气的不同变化都写在了《黄帝内经》里，都在最后的七篇大论里。天气动了，地气感应天气而动，人，就知道该怎么办了。

《生气通天论》这一篇，很大程度上是在讲阳气的作用，大家不要把这个气天天分来分去。我说过，中国文化的核心就是气、阴阳、五行、中庸，国学再怎么讲，也跑不出这四个概念，这几个概念非常重要。

其实，《黄帝内经·素问》天天就讲这四个概念。《生气通天论》整篇在讲气，气里面又在讲阳气，阳气又起一个名字叫"卫气"。气的本性是混沌不分的，把它分来分去的是人，给它命名的也是人。人成天到晚在那儿分来分去，意味着一件事，人一天到晚有分别心，用分别心来定义万物，给自己安心。本来修行是要修个无分别心，无分别心，就是回到一气，一气就是无为，哪个脏器需要就给谁，想干什么就能干什么。《道德经》里有一句："天得一以清；地得一以宁；谷得一以盈；万物得一以生"……一大堆"一"，那"一"到底是什么？"一"就是混沌。只有混沌，才没有分别心，没有分别心，才能成佛成道。没有分别心的是婴儿，婴儿一出生，家长教的通通是分别心，这是爸、这是妈，分了又分。我们到老了又开始修无分别心，所以人生说徒劳也徒劳，说不徒劳吧，也着实有趣。在这里，你就记住"通天下一气耳"，任何东西都是一气，别有那么多分别心。《黄帝内经》里还有一句："知其要者，一言而终；不知其要，流散无穷。"这个"要"，就是在说气和阴阳。

世界，可以无穷尽地分，也可以不分。但现实生活中你为了把这世界讲清楚，还得分。知道《黄帝内经》给我的最大感触是什么吗？上大学时，我把所有的精力都放在中国哲学和西方哲学里，后来学了《黄帝内经》，一下子就把中国哲学的东西弄通了，因为只有它在认认真真地讲气、讲阴阳。它的阴阳观比中国哲学里的阴阳观要细致和高级多了。那个时候的中国哲学只讲阴阳，讲什么对立面的统一。《易传》好一些了，分老阴、老阳、少阳、少阴，但还是理论多，实用少，这个阴阳该怎么用，没有讲明白。到了中医里，阴阳分为三阴、三阳。三阴、三阳六气，再加上五行，就成了五运六气。它把所有的概念不断地细化，它的分别心是最重的，但它真的是把分别心讲得最透的。在这种透彻的训练中，你会把你的分别心上到一个层次，上到一个高度，会突然地理解"通天下一气耳"。一气，绝不是六气分别的组合，而是高于所有分别、所有的"有"，也就是"无"。

《黄帝内经》是把中国文化层层剥离、层层解读的一本书。我可以讲《道德经》，我可以讲《易经》，但若没有《黄帝内经》的底子，我便不敢讲《道德经》和《易经》。所以，真的要把生命这点儿事弄明白，就得学《黄帝内经》，要把中国文化弄明白，也得以《黄帝内经》为底子，因此，我们必须坚持多学一些。

六

阳气

> 阳气者，若天与日，失其所，则折寿而不彰，故天运当以日光明。是故阳因而上，卫外者也。因于寒，欲如运枢，起居如惊，神气乃浮。因于暑，汗，烦则喘喝，静则多言，体若燔炭，汗出而散。因于湿，首如裹，湿热不攘，大筋緛短，小筋弛长，緛短为拘，弛长为痿。因于气，为肿，四维相代，阳气乃竭。阳气者，烦劳则张，精绝，辟积于夏，使人煎厥。目盲不可以视，耳闭不可以听，溃溃乎若坏都，汩汩（gǔ）乎不可止。

阳气者，若天与日，失其所，则折寿而不彰，故天运当以日光明。是故阳因而上，卫外者也。

第一句话就告诉你，阳气，就像天与太阳，失掉了它们本来的作用，就会折寿，生命也无从彰显，因此，上天的运行和存在，是凭借太阳来彰显的。而人体的阳气，也是因循同样的规律，向上、向外，发挥护卫身体的作用。

先讲"阳气者，若天与日"。阳气，就好像是天和太阳。天和太阳有何区别？天是气，太阳是阳，是能量源。"失其所"是说天若不明，则气虚，太阳若不显，则火力弱。这两项一弱，对应人体就是折寿，就是生命的虚化不彰和暗淡。"故天运当以日光明"——所以天是以什么为光明？以太阳为光明，人，也以阳气为光明。

2003年的"非典"，对西医是一次重创，对中医是一次复苏的机会，于是，2004年中国开始出现"扶阳派"，本来扶阳的观念并不是什么新事物，其实张仲景的《伤寒论》就有扶阳的意味，但2004年重振扶阳为什么意义重大呢？因为从宋明理学就开始出现了滋阴、寒凉和温病等学派，诸方林立，一派寒凉。1949年以后，又依西医思路开始活血化瘀，比如肿瘤本来就属于寒凝，再上寒凉就等于雪上加霜，而活血化瘀一派似乎对治肿瘤，可若病人元气已虚，活血化瘀则更伤人。因为真正活血化瘀的是元气，不是药，药只是帮忙的。打个比方吧，你若胳膊撞青紫了，有瘀血了，不上药，几天以后也会好，因为元气会过来排瘀血。但你若把那块青紫瘀血割下来，放到所有活血化瘀药里，必然全无作用，因为没有元气发挥作用。所以，扶阳派一出现，真是春风浩荡，更有李可老中医等中医脊梁的出现，使得中医界在百年之后又显新气象。可惜今又有衰落之势。

其实，扶阳真是救命的根底，尤其《生气通天论》这一篇给扶阳之说打下了很好的理论基础。如此说来，《黄帝内经》也是主张扶阳的，至少认为伤阳是害生的。可是，扶阳的过程还是有风险的，病人很不愿意接受，还以肿瘤为例，活血化瘀未必能消肿瘤，但扶阳，属于温化，化掉寒凝的过程中肿瘤会先变大变软，但整个生活质量会提高，即便如此，病人也不干。西医一刀切掉，他干，再长再切，他也干。活血化瘀化不掉，他也忍了。一味滋阴滋补，病人也能接受，毕竟觉得自己吃了补药。但就是变大变软病人不干。你就是告诉他，正气足后，肿瘤会萎缩、枯萎，他还是会担心。

总之，甭管是饭，还是药，都得靠自己的阳气化，就是这句"故天运当以日光明"，太阳就在天上，一切都要自己靠自己，天的运行要靠太阳，人的命要靠自身的阳气。没这点儿阳气，人就保护不了自己，保护不了自己，病就上身，病上身，人就折寿。

天不自明，也就是，天（气）不分白天黑天，白天黑天的概念源于什么？白天，是因为有太阳，夜里，是因为有月亮，日头就叫太阳，月亮就叫太阴。所以老天明在日月，月不自明，得日乃明。是说月亮也不是亮的，而是要借助太阳的反光。所以说万物生长靠太阳，人呢，也要靠一团阳气。阳气缺失，人会怎样呢？这，就是下面要讲的内容。

因于寒，欲如运枢，起居如惊，神气乃浮。因于暑，汗，烦则喘喝，静则多言，体若燔炭，汗出而散。因于湿，首如裹，湿热不攘，大筋緛短，小筋弛长，緛短为拘，弛长为痿。因于气，为肿，四维相代，阳气乃竭。

这一段讲了四条。第一条就是寒，"因于寒"，如果人受了寒，阳气就受损，人会怎么样呢？我们有个词叫"保卫战"，保卫战其实就是保护卫气的战斗，保护好卫气，就是保护阳气，就是让身体不受寒，什么能使卫气受损？寒，"因于寒"，只要有寒气，"欲如运枢"，枢就是枢纽、门轴，什么叫"欲如运枢"？就是你的欲念老是开开合合，一会儿开门一会儿关门，欲念飘浮不定。"起居如惊"——是说人受寒后，坐着也不安，躺着也不安。"神气乃浮"——神明也浮躁不定。为什么会这样呢？寒邪伤了阳，伤了卫气，体表就虚了，这时候人就虚阳外跃，所以神明不定。《伤寒论》为什么叫《伤寒论》？是说我们身体实际上是最怕寒邪凝聚，寒邪最伤阳。

第二条："因于暑，汗，烦则喘喝，静则多言，体若燔炭，汗出而散。"

"因于暑"，是说暑邪伤阳，暑邪，就是热，过分的热就会让人出汗。出汗不仅伤阳，还伤里面的血，因为汗为心液、血汗同源。别小瞧伤了阳、伤了血这事，一旦用药不当，就有可能造成皮肤病或血液性疾病。所以大家要警惕的是：有病，就怕治错了、治坏了。我接触过的一些牛皮癣病人最初就是因为一次感冒发热治错了，形成了严重的皮肤病。

出汗多，液就不足，伤了血，血也不足，这两者不足，人就会"烦"。烦，是心病，烦就是心里乱；躁，是肾病，躁就是腿脚躁动不安。"烦则喘喝"，烦，人就会喘喝，就是呼吸急促，唉声叹气，心神不定。"静则多言"，是说如果里面的血、汗丢失得太多，里面就空了、虚了。虚了的人就特安静，反应迟钝。多言，是谵语，就是总说重复的话，比如，我什么也没干，我什么也没干,我什么也没干……这就是傻了,就是脑子不转了。"体若燔炭"——是指全身发热,犹如炭火。"汗出而散"是说浑身发热的症状,会随着出汗而消失。

这句话是告诉我们,伤阳的渠道非常多,冷了伤,热了也伤。为什么我们会死掉?就是因为我们的阳气全被这些伤掉了。

第三条:"因于湿,首如裹,湿热不攘,大筋緛短,小筋弛长,緛短为拘,弛长为痿。""因于湿",假如湿气盛的话,就会出现后面讲的这些症状,"首如裹"——头上犹如戴着一顶箍得紧紧的湿帽子。经常会有病人这么说,大夫,我头蒙蒙的,像戴着一顶湿帽子一样。这俨然就是《黄帝内经》里的原话,还有人会说《伤寒论》里面的话,比如有人说:大夫,我每天早上口苦得厉害,嗓子眼也干,不想吃饭,而且还成天晕乎乎的。你看,这不正是《伤寒论》里:口苦、咽干、目眩,默默不欲饮食,小柴胡汤主之。见到这种病人,脉都不用把,小柴胡汤先喝三天,这个症状一下就没了。如果有这些症状,还有带状疱疹,依旧是用小柴胡汤,很快就好。现在一个带状疱疹在西医那儿你都不知道要花多少钱,还治不好,关键病人还疼啊、遭罪啊,所以,大家好好学,就能感受到老祖宗的慈悲。

"大筋緛短,小筋弛长,緛短为拘,弛长为痿"是说如果湿热不去,人体大筋就会萎缩变短,小筋就会松弛变长。萎缩变短会造成拘挛症状,松弛变长会造成萎弱无力的症状。为什么会这样呢?因为太阳膀胱经主筋所生病，湿气伤阳，就是伤膀胱经，膀胱经一伤，筋就伤。

首先，不能忽略"筋"在我们生命中的作用。经脉，至今我们找不到它的物质存在，但《灵枢》经里的《经筋》篇却告诉我们，十二经脉虽然看不见摸不着，但十二经筋却是实在的。而且，筋与肝、与膀胱经关系最为密切。"肝者……其华在爪，其充在筋"（《素问·六节藏象论》），"手屈而不伸者，其病在筋"（《灵枢·终始》）。手爪的筋就属于小筋。早晨，手打不开，叫晨僵，属于"血不荣筋"，原因有三：第一，心血不足，到不了末梢；第二，肝血又不荣筋；第三，湿气重，所以手爪不灵活。而手指小关节疼痛同时也是肺的问题，肺气又跟怨气有关，比如有些妇女手指小关节疼痛，其实跟她在月子里劳作受寒有关，但更大的原因是女子怨气大，觉得自己在月子里劳作辛苦，自怜自艾所致。而大筋出问题，比如后背佝偻等，则属于膀胱经阳气大衰的病症。这几年，有拉筋法，很好，但不可过。首先，拉筋，可以除湿。其次，筋硬，拉筋就刺激生血，血荣筋后，筋就有弹性。拉筋其实很简单，坐着时，两腿伸直，只要把五个脚趾拼命上抬，小腿的筋就有拉伸的效果，而且心气也会沉静很多。

最后一条："因于气，为肿，四维相代，阳气乃竭。"

"因于气"，这里指因于邪气，或风邪，气虚则生肿胀，发展到四肢轮换肿的时候，就说明阳气已经衰竭了。四维就是四肢，相代，就是轮换。再有，只要是肿，就是阳气大伤。阳气不足，水湿无法代谢，运化无力，湿气泛滥，则肿胀。水湿初起，上眼皮肿；发展途中，则咳嗽，咳嗽是想把湿邪宣出；等到出现面色苍黄，阴股间寒冷，脚踝肿，腹大时，水湿已成气候，则难治矣。湿邪滞留于肠外，则是息肉；在子宫，则为囊肿、肌瘤。

> 阳气者，烦劳则张，精绝，辟积于夏，使人煎厥。目盲不可以视，耳闭不可以听，溃溃乎若坏都，汩（gǔ）汩乎不可止。

"阳气者，烦劳则张"，张，指阳气升腾，此处是说，人如果过度烦劳，阳气就会亢盛，阳气亢盛就会煎熬真精，精亏血少。

阳气藏哪儿最好？阳气在体表有一部分，是用来专门抵御寒邪的，还有更多的阳气一定要藏在丹田，所以女人的阳气就是藏在子宫，阴血足，女人的卵子质量就是好的，但还得阳气足，才能把质量好的卵子正常地从卵巢里排出来。有的人怀不上孕，要么是阳气虚弱，没劲儿往外排卵子，要么是卵子质量不好。但还有一种情况，男人女人都一样，如果过度烦劳的话，阳气就全吊在上面，下面就不足，男子精子、女子卵子，都不得养，就属于精绝，就难以成孕，或胎停孕。总之，怀孕时就不能太累脑子，上面虚着点儿，下面才能足。周身就一气，这儿用了，别处就会亏着点儿。

"辟积于夏，使人煎厥"，这句是说，精亏血少这种情况一再发生的话，到了夏天，又到了过度发散的时节（在这里，夏，不要以为非得是夏天，这里只不过用夏天来比喻这种过度耗散），人就会得"煎厥"病。什么叫煎厥？《素问·脉解》说："善怒者，名曰煎厥。"对"煎厥"的进一步的解释是："阳气盛于上，则邪气逆，逆则阳气乱，阳气乱则不知人也。"所以，煎厥病就是虚火在上，邪气上逆，则干扰了阳气，阳气乱，则病人昏乱不认人。我们经常看到一些人犯浑，不识好人坏人，分不清外人亲人，其实就属于煎厥病人。为了更详细地解释煎厥病人，文中举了两个例子：第一，"目盲不可以视"；第二，"耳闭不可以听"。"目盲不可以视"，指眼睛看不见了，虚火憋住了上面。实证是红眼病，虚证是飞蚊症等，按说这些病应该是在春天得的，可是若夏天太热，大家吃的冷食过多，就有可能阻隔了阳气，秋冬会得眼疾，或飞蚊症加重，这些都叫"目盲不可以视"。耳闭不可以听，就是耳鸣、耳聋了。也就是说，阳气乱于上，眼睛会病、会瞎，耳朵会聋，甚至头脑混乱，不认人。以后这种病人会越来越多。

最后这句"溃溃乎若坏都，汩汩乎不可止"，简直就是诗。这句是说，阳气如此耗散的话，生命就再也得不到阳气的护卫，就会像大水冲垮的堤坝一样崩溃啊！阳气弱，阴精也就慢慢地不保了，就会像江水一样一泻千里啊！永远要记住的是：事一旦坏起来，就什么都拦不住啊。

其实这也可以算第五条，叫烦劳伤阳。接着上面的，上面是什么？寒伤阳、暑伤阳、湿伤阳、气伤阳，这儿是烦劳伤阳，也伤阴精。

七

情志伤阳及皮肤症状

> 阳气者，大怒则形气绝，而血菀（yùn，郁结）于上，使人薄厥。有伤于筋，纵，其若不容。汗出偏沮，使人偏枯。汗出见湿，乃生痤痱。高梁之变，足生大丁。受如持虚。劳汗当风，寒薄为皶（zhā），郁乃痤。

阳气者，大怒则形气绝，而血菀于上，使人薄厥。

这一段讲情志伤阳。此句是说人在大怒的时候，气血逆乱，而出现气血隔绝的问题。血脉郁结于上，会出现突然昏厥。为什么总劝人不能发火？因为发火伤阳，你以为你生一次气没什么，其实，真的有什么。大怒会使经脉一下就憋住了，然后出现血瘀。尤其是吃中药或锻炼完的时候，更不能生气，为什么呢？因为吃中药的时候，正在通经脉，而锻炼完的时候，经脉正通畅，这时非有人嘴欠说你吃的药不对，打的拳不对，一口气憋在经脉上，就会堵得更厉害。所以，说话一定要有口德，说的话不对，说的时候不对，也杀人啊。

有伤于筋，纵，其若不容。

大怒造成形气绝的第一种情况，是头部血瘀和昏迷，这有点儿像脑出血。第二种情况就是伤到筋脉，人会萎废。"纵，其若不容"，"纵"指筋脉松垮。"其若不容"指筋脉紧挛，好像容不下似的，好像不会动似的，就是说人的肢体开始不受人意志的支配。"不容"，就是不自在，拧巴。膀胱主筋所生病，大怒会使人经脉拘挛，阳气大伤。

汗出偏沮，使人偏枯。

这句话是说，还有一种人是大怒伤阳后，身体出现半边出汗，甚至偏瘫的病症，所谓偏枯就是半身不遂。中医说，左肝右肺，所以，气阻血凝，右病偏枯；血瘀气梗，左病偏枯。说白了，右边偏枯，是气病；左边偏枯，是血瘀。现在这种病人特别多，我原先讲过，出汗，有人是上半身出汗，头上出汗，腿上不出汗之类的；现在还有一类人是半边身子出汗，另一边不出汗；一半有感觉，一半没感觉。如果只是半边不出汗，还好治，《伤寒论》里遥脉汤等就很管用。但如果已经偏瘫，古代有个"补阳还五汤"，这方子的名字起得就有意思，身体，按十分算的话，一半不足了，就还给你这五个，所以叫"补阳还五汤"。但现在的人，通常是被憋，而不是精不足。

所以，诊断上还要更细致才好。

汗出见湿，乃生痤疿。高粱之变，足生大丁。

"汗出见湿"，多出汗，就是卫气不固，再遭遇湿邪，就会"乃生痤疿"，古代认为：疔之小者为痤，更小为疿，大者为疮。就是出汗加湿邪就会出现痤疮和疿子。夏天最热时，汗加湿，确实容易出疿子，秋凉燥气一起，疿子就没了，所以这个不用治。但不知大家注意到没有，经常有一些年轻人，脸上青春痘出不来，有一层细细密密的小疙瘩，其实这也叫"疿"。是长青春痘的人结实呢，还是长这种"疿"的人结实呢？一定是长青春痘的人结实。长青春痘的人胃寒重，但胃火尚有劲儿，所以能胃火裹挟着胃寒向上、往脸上跑。而长"疿"的人，胃寒虽不重，但胃火更虚，身体属于偏弱的，所以只要吃点儿让他强壮的药，让他发一发，很快脸上就干净了。但如果你天天给他往里憋，就会憋出问题来，然后会溃烂，毕竟是湿邪，不可以留。

痤疮和青春痘是不同的。青春痘大多循胃经走，所以年轻人的青春痘源于胃寒和郁闷，而痤疮大多从下巴循小肠经走，所以痤疮源于营养过剩和焦虑。跟吃肉食多，且阳气略虚，化不掉湿邪等，也有关。

青春痘的另一个名字叫"粉刺"，其实这名字更恰当。因为粉刺里面白，外面红，正是"热包寒"象，所以治粉刺就是破胃寒。粉刺若长在下巴上，女孩子就是宫寒，男孩子就是相火妄动，就是想男女之事了，这事，你拦也拦不住，这是每个人青春期的一个坎儿，每个人都得走一遍，让他走走就完了。女孩子如果月经有很大问题，就得治，破掉宫寒就没事儿了。

还有一种皮肤病变，叫"高粱之变，足生大丁"，"高粱"这两个字是通假字，"高"通膏脂的"膏"，"粱"通"粱"，这两个字是什么意思呢？所谓膏粱厚味，就是吃多肉、多油、味道厚重的美食美味。多吃这些好东西的结果，就是足以生大的疔疮。有人把"足生大丁"翻译成"脚丫子上生疔疮"，那就错了。疔疮不仅很少在脚上生，而且能长疔疮的时间大多在年轻火力壮时。如果多吃膏粱厚味的话，生疔疮最多的地方应该是在屁股蛋上。好东西吃得多，就需要耗阳气去化它。肥硕的人、湿重的人都会耗散阳气，凡长疔疮处，都是湿邪重、而阳气又虚的地方，所以只好等疔疮化脓时，要么用点儿"金黄散"拔出那个脓，要么用砭石切割一下，让脓流出来。找西医引流也成。

受如持虚。劳汗当风，寒薄为皶，郁乃痤。

人身上为什么会生这些东西呢？《黄帝内经》用四个字回答了这个问题："受如持虚。"就是好比你的身体是个虚空的罐子，很容易接收乱七八糟的东西。人身体卫气不足的时候，体表、毛孔就虚开，受邪气就特别快，出汗也会使皮毛宣开，卫气不足，也容易招风邪。如此反复，皮肤就会出问题。

还有一种皮肤病变："劳汗当风，寒薄为皶，郁乃痤。"这句话是说，身体劳作出汗时，受了风邪，再兼寒邪，风寒使汗孔突然闭塞，卫气不能外泄，郁在里边，渐渐化热，属于"寒包热"象。所以，如果劳作时出了汗，一定要换上干爽的衣服，否则湿衣服糊在身上，前胸后背出汗多的地方就会长痤疮类的疙瘩。如果这种"寒包热"象，久久没有处理，皮腠内部就会出现溃烂而外部形成皮渣。皶，皮肤上长渣皮的意思，一般指鼻子上边的酒糟，称鼻皶。明代李时珍在《本草纲目·百病主治药下·鼻》中说："鼻皶，是阳明热及血热，或脏中有虫。"阳明，就是指阳明胃经，起于两边迎香穴，正好包括了鼻子，一直走到额头，所以这部分的病变都属于阳明胃经。李时珍这句"脏中有虫"很有趣，那种嗜酒如命的人，古代认为他们的身体里有"酒虫"，蒲松龄在《聊斋志异》里就写了个酒虫的故事。

说山东长山的刘某，身体肥胖爱好饮酒，每当独饮，总要喝尽一瓮。他有靠近城郭的三百亩好地，常常一半用来种庄稼来酿酒；他家里非常富足，并没因为爱喝酒使家境受影响。

一个西域来的僧人见到刘某，说他身患奇异的病症。刘回答："没有。"僧人问他："您饮酒是不是不曾醉过？"刘某说："是的。"僧人说："这是肚里有酒虫。"刘某非常惊讶，便求他医治。僧人说："很容易。"刘某问："需用什么药？"僧人说什么药都不需要，只是让他在太阳底下俯卧，绑住手足；离头半尺多的地方，放置一盆好酒。过了一会儿，刘某感到又热又渴，非常想饮酒。鼻子闻到酒的香味，馋火往上烧，而苦于喝不到酒。忽然觉得咽喉中猛然发痒，哇的一声吐出一个东西，直落到酒盆里。解开手足一看，一条红肉三寸多长，像游鱼一样蠕动着，嘴、眼俱全。刘某很惊骇地向僧人致谢，要拿银子报答他，僧人不收，只是请求要这个酒虫。刘某问僧人："你拿它作什么用？"僧人回答："它是酒之精，瓮中盛上水，把虫子放进去搅拌，就能酿出好酒。"刘某便让僧人试验，果然是这样。

酒虫离开身体后，刘某从此厌恶酒如同仇人，身体渐渐地瘦下去，家境也日渐贫困，最后竟连饭都吃不上了。

之所以说这个故事，第一是告诫大家别多管闲事，别像小说里的僧人那样为了自己的利益乱管别人的喜好。别平白无故断了人家这一辈子的喜好，管好自己就成了。

第二是想让大家通过这故事想明白一件事，有些东西也许一直跟我们的肉身和平相处，非要以常人的见识，认为它是坏东西，必要拔而除之的话，可能生命也随之而亡。就好比有的肿瘤，你不碰它，它没事，带疾延寿罢了，你一碰，它要么扩散，要么你的身体失去平衡，你也跟着完了。

以上讲了一系列皮肤症状的形成，在此咱们总结一下。只要皮肤出问题，你就要知道，首先，是卫气受伤，也就是阳气受损。其次，肺主皮毛，皮毛病别专盯在皮肤上,要治肺气虚。有一个老师曾经说:《黄帝内经》里面,你懂一句话吃一辈子饭。湿疹、疔疮、牛皮癣都不难治,关键看你懂不懂这句话。

肺主皮毛,紧张多虑,先损皮毛。动物怎么解决大自然当中的恐惧多虑呢?逗弄啊,打闹啊,你抓我一下,我打你一巴掌,皮肤的紧张就纾解了。人呢?绷着,肢体语言少之又少,就知道打嘴仗,连个架都不会打,怎么能解玄府肌肤紧痛之症呢!恐怕只有现在的中国老人有这些奇妙的养生方法:比如后背撞树、蹭墙,这些都可以纾解后背之紧痛。年轻人呢?我建议多抱抱,别把生活过得那么紧张严肃无聊。当下肺心舒缓,则皮毛舒缓,通体舒缓,则心生宽容,宽容则生和谐。和谐久之,易生恩爱,恩爱久之,则生美丽。若恩爱已绝,可互赠"痒痒挠"一枚,各搔各的痒,各解各的忧,别撞树、蹭墙的,看着可怜。

现在西医看到皮肤病,常是上激素药,一抹就好,不抹就犯。抹一辈子,最后就是血液疾病,就是把一个皮肤病治成了血液病,这不是治重了吗?!有的中医呢,一怕治喘,二怕治癣。怕,就说明没真正懂医理。要不就是一大堆皮肤类的药,这就是西医思路,见皮治皮,不知肺主皮毛、脾主肌肉、心主血脉,等等。心主血脉,就是心的动能可以把血打到皮肤末梢,皮肤就得以攻病,也可以得到营养。脾主肌肉,肌肉与皮肤之间有腠理,腠理乃三焦系统。脾好,肌肉就有营养,气血足,三焦就流利,皮肤就得到充养。而肺主皮毛更是直接对治皮毛,解除肺的焦虑,皮毛就舒畅。

目前，肺癌是全世界癌症发病率第一的疾病。所以在普通疾患中，皮肤疾患一定越来越多。其实，只要老天让这个病长在皮上，就是老天厚爱你，若长在五脏六腑里，那得多痛苦啊。你会说，长在皮上多难看啊，唉！你以为长得好看，混在人堆里就舒服吗？！"药王"孙思邈一见到皮肤癞巴巴的人就认为是天生的修行人，老天自给屏障，不必在人堆里混。但你若懂了皮肤疾患的原理，也是可以治愈的。能找着好医生你就去治心、脾、肺，皮肤就好了；但如果找不到好医生你就别治了，因为皮肤病死不了人，而乱治却会死人，因为长在皮上的病基本不往里走了。把情绪调好了，休息好了，皮肤病必然变轻。病如果是往外走的话就别往里打，顶多外面丑点儿。往里走了就会得肺癌。

皮肤病和节气相关，跟肺相关，肺的病变源于忧思和焦虑；肺又跟肝肾相关（金克木、金生水），肝肾又关涉到元气和免疫力，所以，皮肤病的总根源有三：一是焦虑，二是乱服药，三是免疫力低下。如果病都长在皮肤上了，那身体里面一定有点儿虚，虚则很难凝聚成"癌"。而皮肤病的乱治、乱服药恰恰可以致癌。

现在西方又把皮肤癌归结为不抹防晒霜，我倒认为抹一大堆化学制剂未必对皮肤好。中国皮肤病多，皮肤癌少，这个问题值得思索。学医重要的是学思维方法，你不能光盯着病灶看，你一定要往深层看一点儿。把《黄帝内经》学好了，可以不得湿疹这些皮肤疾患，你只要记着：肺主皮毛。

忧伤肺，你别老焦虑，就不得这病。肺与大肠相表里，你代谢好，身体内部和体表就没有垃圾。肺为娇脏，你别让孩子从小一得感冒就乱吃药，让孩子多晒太阳、多锻炼，肺气就强大。

皮肤病有几个特点：1.一般冬天症状严重，因为人体气机重自保，冬天气血内收，管得了里面就顾及不到外面。2.夏天症状轻，因为天热气血外浮，体表得养，则症状轻。而湿疹类的病症却因阳气的外引而夏天容易症状严重。3.容易在节气前后发作，因为"肺主治节"，这也是皮肤病是肺病的一个佐证。4.皮肤病多在关节处，比如大拇指啊、食指啊，心思重的人中指上也会有，甚至有人长在手掌心处，而且难愈合。原理也是"肺主治节"。"节"既指节气，也指关节。5.情绪不稳定，压力大时最容易出现皮肤症状，因为"忧伤肺"。6."肺主一身之气"，所以忧思焦虑在头，则是落发或斑秃；在经脉，则表现在手指，尤其是虎口处湿疹斑驳；在后背则是玫瑰糠疹等，而且一般对称长。

所谓"银屑病"（俗称"牛皮癣"）、"白癜风"等除以上原因外，还有先天血液的问题和性格原因。先天血液问题指祖辈有杂驳或近亲结婚，比如西方的纯种贵族通常有皮肤问题。性格原因则是这类人特别要强，对自己要求几近完美，头脑聪颖而又内心羞怯，加之体能先天虚损，就容易遍体鳞伤。

如何养皮肤呢？首先要知道：1.肺主皮毛，皮肤称玄府，是人体隐秘的呼吸系统，忧伤肺，忧虑则伤皮毛之开合，舒缓呼吸则养之。2.脾主肌肉，脾虚则面黄肌瘦，或面庞浮肿，没有弹性。3.面部主要是胃经巡行，胃生气生血，胃不好则脸不润泽。4.小肠经过颧，心与小肠相表里，心情不好则颧生斑。故养皮肤在于养心、肺、脾、胃。心情愉悦，呼吸舒缓，好好吃饭，适当运动，则唇红齿白，明眸异彩。

常有人网上求方药，不胜烦恼。有庸医未见本人、不把脉，一听皮肤病就拿所谓一号方、二号方糊弄。记住：西医有广谱方，中医没有。首先，中医强调个体差异性，必须综合望、闻、问、切而直指其疾患的根底，并且所重在证，不在病名。凡按西医病名开药者定有后患。证在厥阴开当归四逆方，证在太阳有桂枝汤。此乃同病异治一说。更有痛经、头痛、失眠、胃痛等病虽不同，而证在太阴者，可一并开理中汤而愈，此乃为异病同治。其次，既然已病，且误治多年，气血大伤者，非养生方能解，不必一味求食疗方等。有病要么求明医好好治疗，要么不治，与其让庸医乱治，不如靠自愈力来得快。再其次，如无良医，当下良方即是：停止乱服药，停止涂抹各类激素！饮食、睡眠加锻炼！如此，一定会比先前要好。

八

阳气者，精则养神，柔则养筋

> 阳气者，精则养神，柔则养筋。开合不得，寒气从之，乃生大偻；陷脉为瘘，留连肉腠，俞气化薄，传为善畏，及为惊骇；营气不从，逆于肉理，乃生痈肿；魄汗未尽，形弱而气烁，穴俞以闭，发为风疟。

阳气者，精则养神，柔则养筋。

前面说了很多由于阳气不足形成的病变，这一节就开始总结阳气的好。"阳气者，精则养神，柔则养筋"，阳气的作用之一是养神。精则养神，精，就是精粹，阳气一定不可以污糟糟的，比如现在是白天，但有雾霾，这就是阳不精，阳气精粹，才可以养我们的神明。阳气的第二个特点是要"柔"，阳气容易"刚"，比如夏天的太阳太刚，人就厌之、怕之；冬日的太阳就暖、柔，让人亲之、爱之。"柔则养筋"，是说阳气柔和的话，就可以滋养筋脉。

大家不要小瞧"筋"的问题，我们经常说"筋长一寸，寿延十年"。

"筋"字，上面是竹子，左边是月，代表肉，右边是力。从字上看，肌肉强大有力就是"筋"。《素问悬解》对"筋"的定义是："筋者，所以束骨而利机关也。"筋，是用来约束骨头的，所以筋连缀四肢百骸。你手指灵活不灵活，腰身灵活不灵活，都要看"筋"柔不柔韧。

筋，若想柔韧，靠什么来濡润它？靠血。所谓"肝主筋"，是因为肝藏血。从五味上讲，辛主润。也就是说，如果"筋"僵硬的话，用药要考虑到补血和辛润的药。在这里，我要讲一下我酷爱的一味药，干姜。

先前我讲过干燥症，其实治疗干燥症，也需要用到干姜，很多人不理解，都干成这样了，怎么还能用如此辛热之物？！《伤寒论》治咳嗽也喜欢用干姜、细辛、五味子，就是深知干姜之妙用，而今人会以为干咳用干姜就等同于要命。这，真是不懂药性。辛味药既可以起到辛散的作用，又可以起到"润"的作用。干姜辛热，可散肺寒，可润燥咳。古书说干姜，气质沉稳干练，有大将之风。味辛，走而不守，直入脾胃，亦入肝肺。燥湿温中，行郁降浊。仲景素喜干姜，以其斡旋中焦，可以安远定近，健脾还阳。干姜，用于"干姜附子汤"中，可以救脾胃之阳。用于"四逆汤"中，可以转气逆。用于"白通汤"中，可以散寒通气。用于"理中汤"，可以回旋上下。生命有此大将护佑，可以暖血温经，体泰身安。

人体的"筋"，得干姜之"辛"，可濡润非常。筋之所以不灵活、僵硬，是因为，第一是血不足，第二是没有辛散濡润的力量。所以，只要血足兼辛散，筋的弹性就有了，平时拉筋，产生的痛感其实也是辛散的力量，但过度拉伸则伤血，拉筋出汗更伤血，所以，最好慢慢来，不要急于求成。

> 开合不得，寒气从之，乃生大偻；

"开合不得"，是指皮肤腠理汗孔开合失常，寒气趁机侵入身体，不得外散，就慢慢形成"大偻"病，大偻病，就是腰背弯下去以后直不起来。凡大偻病，都属于是督脉病。很多男的到一定岁数时会得此病。年轻人若得，就叫"强直性脊柱炎"，老人得，就叫"大偻"病。督脉，主一身之阳气，颈椎僵硬、后背僵硬、后背疼痛、腰部僵硬、腰椎间盘突出等，统统跟阳气大伤有关。

西医有几个病叫不治之症。第一是干燥症，因为没办法做手术，也不知该化疗哪里，所以没法治。第二是强直性脊柱炎，这个也没招，刚开始会上激素，上到一定程度知道没用了，而且这个也没法做手术。得这个病的，男孩居多，十七八岁发病率最高，跟先天不足、手淫过多有关。中医治疗这个病，一个是正确的用药，并用药来泡脊柱，但督脉病比较难治，还有一个就是练《易筋经》，坚持每天练，很有良效。

总之，要想不得这一系列的病，先要阳气足。阳气怎样才能足呢？首先，先别损伤阳气。什么损伤阳气呢？寒凉损阳。外寒为风湿，内寒为寒凉药物和精神郁闷；生气憋阳，所以还要少生气。

其次，要血足。久视伤血，天天捧着手机电脑不放，就伤血。而且肝主筋，肝病，血不濡筋。总之，养骨的秘密在于养血，养血的秘密在于养肝，养肝的秘密在于睡眠好、吃得好和心情愉悦。所以养生不过就是睡觉吃饭罢了。

陷脉为瘘，留连肉腠，俞气化薄，传为善畏，及为惊骇；

"陷脉为瘘"，什么是瘘证呢？指的是卫气内陷，也就是阳气内陷，肌肤腠理得不到营养，就会腐败，越来越深的话，就导致经脉穿漏，脓血常流，这就叫"瘘"。所有的炎症，其实都是阴阳俱虚，刚开始红肿，摸上去还会热，说明阳气尚足，一旦阳气没劲儿后，阴精也虚了，阴一虚，里面就开始腐烂。先前我讲过死人身上会出现瘀斑，其实瘀斑先显在哪儿，哪儿才是人最虚、最腐处。就像我们可以用人死时的时间来判断他的病根到底在哪里——同样是心脏病，上午八九点钟死的，真正的病根在脾胃；中午死的，病根在心脏；而下午六七点钟死的，病根在肾。

"陷脉为瘘，留连肉腠，俞气化薄"，这句是说：阳气内陷为瘘证后，如果邪气浸润肌肤腠理之间，就会从腧穴进入体内而内迫脏腑。这段写得有意思，是说刚开始人得病，只是身体出了问题，比如身体出现脓血什么的，但慢慢地，从身体的病，就会转成精神的问题。所以下一句是"传为善畏，及为惊骇"，"善畏"就是特别容易害怕，阴气虚了以后你会容易表现为善恐，更进一步的就是"惊骇"。什么情况下人会善恐？肾主恐，肾精不足为善恐。什么情况下人会惊骇？肝主惊，也就是肝精不足，人就惊恐。

什么人能不惊、不恐？肾精足的人，往好了说，是坚定；往坏了说，就是有点儿傻。肝精足的人，往好里说，是勇敢；往坏里说，就是有点儿愣。我妈说过一句话特别经典的话，女孩嘛，一分胆，一分福。我从小就肝大、胆子大，1976年大地震的时候，我家人老实，人家都把好地方占了盖地震棚，我找了块没人要的空地，就在那儿搭了棚子，事后才知道是墓地。但有一点特别牛，是我直觉好，我是背着《鲁迅全集》住进去的，难怪我不怕，敢情有鲁迅帮我"打鬼"呢！一分胆，一分福啊，我妈那时就断定我了不起，敢睡坟地上。关键是我不知道那是坟地，知道了可能也就害怕了。话说男孩子，我们要培养他什么呢？男孩天生胆气足，阳气足，反而我们要培养他的谨慎和敦厚，谨慎可以自保，敦厚自然利他。

总是惊恐的人，在脸上会出现青色或黑色。比如山根青，就是两眼之间的鼻梁上有青筋，有人两眼入两鬓处也有青筋，都是受过惊吓。如果灯光适宜，你照镜子就能看见自己脸上颜色的不均匀，眼睛四周若是青色的，其实就是肝病，但经常有人一听说肝病，就会说：那我去化验一下我的肝吧。这种人骨子里还是信西医的化验，不信中医的诊断，其实，化验还真未必能化验出什么，肝气瘀滞，咋化验啊？但脸青没青，心是不是老惊慌，你自己是看得见的，感受得到的。

尤其是小孩，经常会看到山根这儿是青的，有青筋，这是在妈妈肚子里受到过惊吓。比如怀孕的时候母亲脚下有踏空的感觉，胎儿就有可能吓到。为什么说中国古代的胎教特别严谨？就是要给母亲一个极端安全、安静的环境。所以胎教不是拿着音乐使劲给孩子听，那样听，可能会先天性失聪。

营气不从，逆于肉理，乃生痈肿；

"营气不从"，营，就是指血。卫是气，营是血，这是关于气血不同的说法，所以"营气不从，逆于肉理，乃生痈肿"，就是营血不能因循常道而阻逆腠理，这样就会生出痈肿。

比如说卫气虚，阳气虚，身体就会怕冷，营血瘀在里面就会生出热来，就表现为红肿热痛。表虚，内热，皮肤腠理就会缺失营养，于是就会出现皮肤症状：先是痈肿，营血跟不上，肉凑溃烂，就是痈疽。

魄汗未尽，形弱而气烁，穴俞以闭，发为风疟。

什么叫魄汗？因为"肺神为魄"，肺又主皮毛，所以汗又称"魄汗"。中医里关于汗，有很多的名称，《黄帝内经》管汗毛孔叫"玄府"，"所谓玄府者，汗空（孔）也"。玄是深奥的、黑暗的、看不清的；府是空，因为空，才能收纳，才能得天地之精华。所以，皮肤是我们身体里很神妙的一个存在，而且它覆盖了我们全身，也算是最大的一个呼吸系统。有人会说，你说皮肤是呼吸系统，那我为什么一扎紧脖子就会死啊？话不能这么说，那你若把身上全用塑料布糊死，也会因为难受而死，恐怕比扎脖子还难受。

我们平常关注的呼吸系统是口鼻呼吸，不太关注皮肤呼吸。但我们的身体也是要舒服、舒畅的，如果体表被憋了，人会通过发热来自救，表一虚，一受寒，浑身表皮就会觉得僵硬，头和脖子也僵硬，这就是《伤寒论》里讲的"头项强痛"。而且全身也会酸痛。这时候怎么办？人体若想自保，就要通过发热，把寒邪拱出去。拱出去，就得靠皮肤玄府，靠喘气没大用。开玄府最好的方法是什么？就是洗温水、热水澡。发热了，再憋得厉害，就得用麻黄开玄府，用桂枝开肌腠。

刚生完孩子坐月子的产妇，不是不让你洗澡，而是不让你着风。因为生育不仅是阴道骨盆全开，而且全身，包括玄府也都开了。这时一旦着风，尤其是寒风，就是久治不愈的"产后风"。怎么能不着风？特简单，就是你在浴室里把身体完全擦干，同时穿上衣服，穿上袜子，把脚踝处包好再出来，你就不会得月子病。否则的话，你在浴室里挺暖和的，这时候你全身的骨节、全部的毛孔是张开的，寒邪一旦进去，事后用药是拱不出那些寒邪的，因为只有月子里，人的骨节经脉全开。这就是为什么"月子里的病月子里治"，只有你再全身开一次，同时吃药把寒邪往外赶才行。西方人不坐月子，到老的时候，净是关节疼痛症，甚至很多老太太手指、脚趾完全变形。但他们没有把老年病与年轻时的问题关联起来的习惯，所以不认为是月子病的后遗症。

我有一个朋友，在美国生孩子，大出血，西方人头脑特简单，拿个冰块袋就直接塞到子宫，你想，她刚生完孩子，子宫一团热，就塞冰块，动物都不能活得如此生猛，人能不得病吗？

玄府，是我们身体的秘密要道，这个名字起得特别好，这个秘密通道不能得病啊。"魄汗"是什么意思？谁主魄？肺神为魄，同时肺又主皮毛，汗从玄府出，但出汗的动力是心和肺，如果"阴争于内，阳扰于外"，就会出魄汗。天热我们出汗属于自保，但如果阴邪在内相争，外有卫气不固，这时出的汗就不正常，就叫魄汗。如果睡着的时候出汗，就属于阳不入于阴，阴不入于阳，就叫"寝汗"，也是不正常。有长期盗汗史的人，要抓紧时间看病，否则身体会得大病，有的妇女说她老公床单全是黄汗，这是严重的盗汗。黄汗就是脾出了问题，最起码是糖尿病，你看他出汗的颜色就知道了。

"魄汗未尽"，是说"魄汗"这种不正常的汗总出个没完的话，"形弱而气烁"，人的身形就会变弱，并且正气也销铄了。"俞穴以闭"，是说这时候人体腧穴就发挥不了作用，玄府一关闭，这时就得一个新病，叫"风疟"。《金匮真言论》说："夏暑，汗不出者，秋成风疟。"所谓风疟，就是夏天身体没有得到宣泄，秋天才发作的皮肤病，就是我们现在所说的过敏啊，湿疹啊，皮肤怕风、怕冷，又怕热等症状。如果是初犯，桂枝汤或小柴胡汤都管用，但如果血虚严重，特别痒，就恐怕得先上当归四逆汤或理中汤等，具体得医生把脉判定。

九

风者,百病之始

> 故风者，百病之始也，清静则肉腠闭拒，虽有大风苛毒，弗之能害，此因时之序也。故病久则传化，上下不并，良医弗为。故阳畜积病死，而阳气当隔，隔者当泻，不亟正治，粗乃败之。故阳气者，一日而主外。平旦人气生，日中而阳气隆，日西而阳气已虚，气门乃闭。是故暮而收拒，无扰筋骨，无见雾露。反此三时，形乃困薄。

故风者，百病之始也，清静则肉腠闭拒，虽有大风苛毒，弗之能害，此因时之序也。

"故风者，百病之始也"，因此，风邪是百病的开始。所以保护我们的身体，首先要保护这个玄府，不要受虚邪贼风侵犯。怎么保护肌腠玄府不受贼邪呢？下面这句就告诉我们了："清静则肉腠闭拒，虽有大风苛毒，弗之能害，此因时之序也。"清静，就能够使肌腠玄府关闭，抵御邪贼，即使有大风重邪，也不能伤害到我们，这就叫因天之序。

修行也讲清静，但很少有人明白：身体的清静才是修行的基础，古代真修行的人都是离群索居，自己待着，现在大伙修行讲究成帮结伙，人一多，就有阶级，就有政治，就有人性，就没有清静。唯有心清意静，人才少得病。因为，心里清静，就身心若一，也就是身和心是浑然一体的。若不清静，就是身心不一，身心不一会怎样？比如我心里有事，气血一急，就都拥堵到心，体表就虚了，体表一虚，风邪就进来了。这也叫"没有内急不感外寒"，内急与外寒相搏，人就会因为着急而重病，这样的例子在现实中很多。

什么是修行的人？修行的人就是夏天能穿棉袄，冬天能穿短裤，这才叫修行的人。冬天能穿短裤，说明他的身体已经不受外界冷暖的干扰，心也是清静淡泊的。夏天能穿棉袄，是心里更清静，因为只要一烦，汗就会出来。而修行好的人冬天不怕冷，夏天不怕热。记得儿子小时候特倔特认真，夏天必须要穿校服，我劝不动他，就说儿子你修成了。他说我不觉得热，你干吗非逼我。也是，这世上，每个人管好自己就成了，非要管人家，就是把人家当傻子看，其实，是自己傻。

"弗之能害"，就是弗能害之，就是没有什么可以伤害他。此因时之序也，就是顺应四时之序，该收藏的时候，收藏；该生发的时候，生发。这是《黄帝内经》里面的"眼"，是它的核心。

故病久则传化，上下不并，良医弗为。

"故病久则传化",什么都怕久病,病到阴阳之气堵塞不能交通时,良医也没有办法了。

如果你刚开始得这个病,你发热了赶快洗个澡,喝点儿干姜通脉汤,泡一下脚,发热也许就解决了,第二天该上学上学,该干吗干吗。如果你拖着,或者是上抗生素,会拖很久,最后虽然有点儿损脾胃,但好了也成。就怕再治错了,生生把感冒治成肺炎,肺炎治成哮喘。有些孩子特别有意思,月月都感冒,全班只要有点儿风吹草动,他就得病,这就是一直没治好。

"病久则传化",究竟怎么传化呢?讲一个非常有名的故事吧,叫"扁鹊见齐桓侯"。其实这个故事属于扁鹊多管闲事。但"扁鹊救虢太子"和"扁鹊望齐侯之色"这两个案例,是天下医生很难跨越的两个高度,一是起死回生,二是了不起的望诊功夫。话说某日,齐桓侯在高堂上坐着,扁鹊远远地拜见他说:"君有疾在腠理,不治将恐深。"就说你现在有病,在皮肤上已经显现了,不治疗的话,会深入。你知道齐桓侯的态度吗?齐桓侯没理他,谁也不喜欢有人一见面就说你有病吧。等扁鹊退下以后,齐桓侯就说,医生就这德行,就是喜欢把没病的人当成有病的人,来赚钱。这可是咱们所有人的心理呀!如果一见面就说某某有病,那人一定会惊、会恐、会骂、会怀疑,是不是想赚我钱啊?所以,没事别多事,别学了点儿东西,就老在别人身上用,这也是欠口德。

又五日,扁鹊又来了,说:"君有疾在血脉,不治恐深。"病,从腠理皮肤已经进入血脉了，这是一传。这个故事里面的玄机是什么？就是病五天一个传变，其实，在《伤寒论》里，认为是七天一变，但实际上，大家要细想一下，这里边是两个思路——病，一天走一脏，应该是五天一个传变。而写《伤寒论》的张仲景是按气机和六经看待病气，所以到第七日恰是气机一个来复。

咱们还接着说扁鹊。又五日扁鹊复见，说："君有疾在肠胃间，不治将深。"你们看，病的传变，是先皮肤腠理，然后到血脉，再往里是肠胃。齐桓侯这时候都生气了，每五天你来见我一面，每五天你就说我的病深了，而我身体舒舒服服，一点儿感觉都没有，不是你有病吗？！五天后，扁鹊又来了，说："其在骨髓，虽司命无奈之何。"也就是病入骨髓的话，命运之神都拿你没有办法了。齐桓侯理都不理他。五天后，齐桓侯感觉不舒服，派人召见扁鹊，这时候扁鹊已经逃离了，因为齐桓侯的病已经到骨髓了，没法治了。

我为什么举这个例子，就是告诉大家，在中国古代，病的传变是有顺序的，治疗也是有顺序的。扁鹊最后解释这件事的时候，说："疾之居腠理也"，什么可以治好呢？"汤熨之所及也"，用什么？汤就是热水啊，就是用热水泡泡，或用药热敷按摩下就管用。病"在血脉，针石之所及也"，是说病邪到了血脉，扎针就管用。病邪在肠胃的时候，"酒醪之所及也"。等到了骨髓时，神，都没办法了。

这里要说下"在血脉，针石之所及也"，就是说病邪到了血脉，扎针就管用。但有些病，不是扎针就能管用的，比如面瘫。

原先我见过一个病例，男孩，8岁，面瘫78天，扎了78天的针，我见到时，依旧面瘫嘴歪，晚上睡觉睁着半个眼，合不上，而且嘴还噘着。这件事真的惊着我了，谁8岁得面瘫？不是人老了才面瘫吗？可见现在的孩子真有虚的。面瘫实际是个虚证，吃药远比扎针管用，光在血脉上做功夫，是好不了的，而且，虚者不扎针，越扎越虚。从原理上讲，面瘫，是面肌无力，属于脾；嘴歪，属于胃，眼斜，是肝风内动，吃药当从肝、脾、胃入手。小孩虽元精未动，但毕竟已拖延78天，所以嘱咐他马上停针，吃对药后，很快就好了。但通过这件事，我想告诉孩子的父母，一定要有点儿中医常识，平时不好好带孩子，病了还乱治，就是父母的愚钝。

大人的面瘫，基本是脾胃病，而且很可能受到过大惊扰、大恐惑。所以需先解其心结，然后对症下药，但所需时间要比孩子久。不知为什么，得这种病的人，都会选择先扎针，一般一两个月后无效，才想起吃药，这很耽误病情的。

还有，"其在肠胃，酒醪之所及也"。指病若到了肠胃，就要用汤药了，而酒醪是最古老的药。古人单纯，沾酒醪就醉，一醉就心肾相交，病也就好了。现代人复杂，一斤白酒都难心肾相交。今人心识太乱，我执又重，所以今人的病不容易好。在肠胃的时候要用汤药，如果这时使劲扎针，就属于调元气法。

其在骨髓，司命之神也没有办法了。真的没办法了吗？后来有人出了一本书叫《扁鹊心书》，里面开篇就说了一句话，说扁鹊藏了一个秘法没有告诉别人，其在骨髓，可以用灸法。而且特指那种"瘢痕灸"。其实我认为，倒不是扁鹊想藏着掖着这种方法，这么狠的方法，齐桓公也不让治啊，他宁可让火葬场烧他，也不会让扁鹊用艾绒烧他。所以，扁鹊就提前跑了。

故阳畜积病死，而阳气当隔，隔者当泻，不亟正治，粗乃败之。

此句是说：阳气本主宣散，如果阳气蓄积过多，气机就会壅阻，气机壅阻，就应该疏泄，不及时用正确的方法治疗的话，粗工、庸医就会造成病人的伤亡。

故阳气者，一日而主外。平旦人气生，日中而阳气隆，日西而阳气已虚，气门乃闭。是故暮而收拒，无扰筋骨，无见雾露。反此三时，形乃困薄。

这一节非常有意思，讲我们一天里气的问题，阳气一天是怎么运行的？"故阳气者，一日而主外"，是说阳气，在白天发挥的是护卫体表的作用。为什么说我们每天都在耗阳气？一日而主外，我们白天精神不精神，全看我们阳气足不足。"平旦人气生"，太阳升起的时候叫平旦，我们眼睛一睁，身体的阳气就开始由内而外了。"日中而阳气隆"，到中午时，我们的阳气也到了最隆盛的时候。"日西而阳气已虚"，等到日暮的时候，我们人体的阳气也随之虚弱了。"气门乃闭"，这时，气门，也就是玄府，就是皮肤汗孔，也关闭了。玄府关闭就是对阳气的保护。"是故暮而收拒，无扰筋骨，无见雾露"，这句是说，日暮就该有收敛、拒绝之道，不要劳扰筋骨，不要让身体暴露在雾露之中。所以说，晚上干活、劳扰筋骨也是伤阳的举动。而雾露就是指湿邪贼风，湿邪贼风对阳气是最大的伤害。"反此三时，形乃困薄"，是说如果违背一日当中早晨、中午、日暮这三个时间段阳气的运行规律，身体就会日趋衰弱。

所以我们每天有三个时间段可以养阳气。"平旦人气生"，早上起来不要太赖床，这样会压抑阳气的初起。但也要记住，阳气升起来的时候，我们要让阳气缓慢地升，醒的时候别急于睁眼，只要眼一睁，阳气一下就上来了，也就是说早上起来，慢睁眼是养生的。中午的阳气太盛，要闭目休息一会儿，让神气不要过于宣散。年纪大了，一定要午睡一会儿，中午正是心经当令，所以午睡养心。晚上天地阳气稀薄了，人体的阳气也要收敛了，晚上去唱歌，是耗散阳气；晚上吃得太好、吃得太多也耗散阳气。所以晚饭跟家人吃，清淡地吃，就是涵养阳气。总之，早上起来是生发阳气，中午要涵养阳气，晚上要蓄积阳气。

人的一生都在于阳气，在这三个时间段里，我个人认为夜里睡觉蓄积阳气最重要。如果说午睡养心，那么晚上睡觉养肾，元气藏于肾，所以夜里睡觉就是养元气。我们现在很多人就是不好好睡，有的人呢，是舍不得睡，白天都奉献给别人了，只有晚上是自己的，所以晚上很多人都不想睡，包括我自己，也是舍不得睡的。现在基本上调整到 11 点睡了。而有的人，是睡不着，一躺下就浮想联翩的，属于气机沉不下来，与其数羊、数数，不如转脚腕，一转脚腕，气就往下走，渐渐也就睡着了。

夜里睡觉轻、有点儿动静就醒的，属于血虚，这种人白天也没精神，得吃药。还有夜梦多的，属于肺气不降，也得吃药。有人说，吃什么药？没望闻问切，就是对人不负责任，所以，那些没望闻问切就开方子的医生，多半是不靠谱的。

▶ 每天有三个时间段可以养阳气。

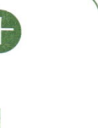

———

阴与阳

> 岐伯曰：阴者，藏精而起亟也；阳者，卫外而为固也。阴不胜其阳，则脉流薄疾，并乃狂；阳不胜其阴，则五藏气争，九窍不通。是以圣人陈阴阳，筋脉和同，骨髓坚固，气血皆从。如是，则内外调和，邪不能害，耳目聪明，气立如故。风客淫气，精乃亡，邪伤肝也。因而饱食，筋脉横解，肠澼为痔。因而大饮，则气逆。因而强力，肾气乃伤，高骨乃坏。

岐伯曰：阴者，藏精而起亟也；阳者，卫外而为固也。

这段的第一句非常重要，这是在给阴阳下定义，最好要背诵下来。"阴者，藏精而起亟也"，这是关于阴的定义，阴，第一个功能是藏精，就是收敛。什么叫阴？我说过阴可以比喻女性，就是贪，就是收，就是藏精，这都是她的特性。这个阴，不是阴邪，所谓阴邪，就是贪得过多，邪，就是过分。贪，其实也是生命的本性，就好比自私，不自私，不占有好资源，人就活不下去。而过贪，就是无论好东西、坏东西，都要占有，这，就是对生命本性的残害，就是邪气。

藏精，是阴的第一个特性，第二个特性是"起亟也"。"亟"有两个读音，一个是 qì，一个是 jí，怎么读，非常重要，读 qì 的时候是"多次"，读 jí 的时候是急迫、极点、顶点之意，所以，在此处应该读 jí。"藏精而起亟也"，就是"阴"可以藏精，而且可以构架生命的大厦，也就是，通过不断的"阴"精的积累，生命可以逐渐壮大，并达到顶点。"阴"，在生命中，指精血，是生命重要的内涵。精血不足，就是"阴"不足，精血要是不足、稀薄的话，人就苍白、没有力气。

"阳者，卫外而为固也。"卫，就是保卫，所以，阳气又称为卫气，就是用来保卫生命，抵御外邪，而使生命得以坚固的东西。也就是说，阳气的第一职责是护卫体表，第二职责有固摄全身气血的功能。

前面讲过，"通天下一气耳"，所以，关于阴阳的表述，只是因为不同的作用而产生分别，从来都是"万物负阴而抱阳"，就像贝壳，原本是一体，勉强按照形态分了阴阳。在身体上，后背为阳，后背最怕受寒，所以用太阳膀胱经气来保卫生命；前胸是阴，指五脏精血足，则可以长养生命。换句话说，就是坚固我们生命、保卫我们生命的，是阳；营养我们生命、浇灌我们生命的，是阴。生命，既需要生长，也需要保护，二者缺一不可。

先前我说过睡眠重要，睡眠到底养阴还是养阳呢？"人卧则血归于肝"，睡眠表面上一定是养阴，但阴养足了，养的就是阳。没有夜里的养阴，就没有白天的阳之用。咱们分析一下有睡眠障碍的人的症状表现，就能看出阴与阳的相互关联。比如睡眠不足会导致：1. 昏头涨脑——昏头，是阴精不足，涨脑，是阳气不用。2.睡眠不足，不能集中注意力，记忆力明显减退——注意力跟心、肾相关，记忆力跟脾、心相关，心、脾、肾阴精不足，则阳气也不能入脑。3.睡眠不足，情绪易烦躁不安，易发脾气——烦，是虚火扰头；躁，是肾精虚亏。失眠，会伤肝血，肝肾同源，肝肾亏虚，则拽不住虚火，情绪就会出问题。4.睡眠不足，久之，则表情呆滞迷惘，有时甚至沮丧、压抑，出现自杀念头。这是阴阳俱虚的象，生命开始飘忽不定，个别人还会出现幻觉，如听到别人在和他说话，看见奇怪的东西等。有一种对付犯人的做法就是不让人睡觉，因为不让人睡觉，是最有效的掠夺人体阴阳的方法，所以，也是最快的扼杀生命的方法。

中医说"阴阳互根"，就是阴是阳的根，阳是阴的根，哪个都不可以缺。孤阴不长，如果是纯阴，这个东西就凝聚至死，也不可能生长。独阳不生，如果是纯阳，就总在宣散，也无法成形。所以这世上没有纯阴、纯阳，即便有，我们肉眼也难看见，比如说，神仙是纯阳，鬼是纯阴，我们都看不见吧？人呢，恰恰是阴阳互根之体，阴阳一旦缺失，或打破内在平衡，人就会向内、向外去寻找，向内，就要自我修复；而向外寻找的结果之一，就是男女情感，或婚姻。

非常有趣的是，儒释道三家对女人的态度各有不同。

先说佛家，佛家认为女性是修行的大魔障。所以他以禁欲为要点，禁欲的动机通常有二：一是人生痛苦，爱欲便是其中最苦。所以禁欲可以让人不受爱欲之苦，惹不起，可以躲得起；二是自我禁欲可以比世俗生活获得更有智慧、更快乐、更有力量的生命。自觉地放弃一种快乐，以加强另一种快乐；牺牲掉恩爱的感触，以保持一颗清醒的心灵，以期最终达到一种与神性结合的快乐……也就是说，禁欲可以使我们从凡夫俗子的混乱变成能够自制的圣人。

道教，作为本土宗教，在阴阳的问题上有着超越凡俗的见解。道教内丹房中术的全部主旨就是通过性、消灭性、超越性。如果说，逃避肉体就是逃避做人，就是逃避精神，那么，道教关于肉体的态度始终是一个难以逾越的高度。

从老子《道德经》迄始，就开始强调女性的力量和阴柔的无坚不摧性。从某种意义上讲，老子是个女性崇拜者，这种崇拜的心境到了后来的道教之中，有了更深的变异：女性成了得道成仙的大拐杖。然后便有了黄帝御女三千、白日飞升的神话。性，不再与爱相关，不再与激情甚至是本能相关，它成了一门纯粹可操作的技术。这种过犹不及，这种冷峻的、自私的纵欲，比禁欲更增添了人类的困惑和灾难，正常的情感湮没在血腥的男女采战之中，最终会被统治阶级或心怀叵测的人利用，最终变得疯狂和荒诞。

总之，道教认为女性是大拐杖，要想修炼成，必须靠女子阴性的力量，所以道教曾有双修的说法。实际上如果咱们回头再看看第一篇《上古天真论》，你会发现，和美的男女性生活实际上是提升任督二脉交通最快的途径，但如果运用不当,也会造成对人性的伤害。无论如何,阴和阳都是大药。可以相互为药,但道教只以女性为药的观点是有问题的。《黄帝内经》中关于尊崇阴性力量与阳性力量的理论,应该是指导丹道学说的重要的理论根据。所谓黄老学说,黄在前,老在后,这里面还是有些讲究的。就是先要明白《黄帝内经》的理论,再明白《老子》的有无之说,才能参透中国传统文化。当然了,有人会认为黄帝的学说是治国方针,而治国的根基,不正是治人吗?把人的肉身和精神整明白了,把人性整明白了,治国,何难之有?!

如何才能选择一个恰当的方式,使我们的精神与肉体都趋于稳定?如何求得一种人性的成熟与圆满?于是一种仁爱的学说更源远流长,比如儒家对婚姻的态度。首先,儒家是推崇婚姻的。中国婚姻主张的是,男主外、女主内,就是男女根据自己的特性进行阴阳合作,谁离了谁都不成,这是儒家的观点。

地球上的万物,皆以阴阳的形式呈现,而孔子的道德社会的根底就是"阴阳和谐"。如果我们深究孔子所有的文献编著,不难发现,他在删改六经时,每一部的开篇都在讲阴阳、讲男女、讲婚姻。

《诗经》开篇《关雎》,讲的是君子淑女之道。

《尚书》首篇说的是尧舜禅让的故事:"帝曰:我其试哉,女于时,观厥刑于二女。"尧为了试探舜的才干,先把两个女儿嫁给他,能齐家者,方能治国平天下。故，《尚书》开篇讲齐家之道。

《仪礼》则是士冠礼第一，士昏礼第二，士相见礼第三，乡饮酒礼第四……一切"礼"，不过是生命发展阶段阴阳气血的外化。因此《仪礼》讲的是人际相处之道。

《易》开头两篇讲的是乾坤两卦，也是阴阳。乾卦的精神是自强不息，坤卦的精神是厚德载物，阴阳合德，才能生生不息。

《春秋》首篇讲的是"郑伯克段于鄢"的史实，讲的是父母子女之道。

所以司马迁说："夫妇之际，人道之大伦也，礼之用，唯婚姻为兢兢。"阴阳之变，为万物之统帅，匹夫匹妇之爱，是弘通之始。婚姻使人们摆脱了禁欲背后对异性的恐惧和纵欲行为中对异性的剥削与利用。一个男人、一个女人在神的面前结合，并表示生死与共，终身厮守，这，便是人间最好的神话。

但婚姻带给我们的困惑并不比禁欲或纵欲带给我们的更少。在一种相对稳定和舒适的环境中，两性都开始失去一部分强悍和气力。他们更善于合作、容忍、屈从，但他们要共同承担的东西更多；他们要对整个家庭负责，为人类的繁衍负责……

卢梭曾说："生理方面的爱是人人都具有和异性结合的欲望，精神方面的爱，则是把这种欲望确定起来，把它完全固定在唯一的对象上。"这也是人为什么害怕婚姻中的背叛，因为，人弄不清楚这是肉体背叛，还是精神背叛。因为，婚姻制的意义正在于它所带来的情欲节制，使失去控制的自由归顺于职责。如果说，肉身细胞的无序就是癌，那么，人类也害怕生活失去理性而无序。

因为，人作为高级动物，总在求高级和圆满。所谓高级和圆满，是指：精神历程只有汇合肉体才更完满，而任何肉体的历程，也只有升华成灵性的历程才更高贵。这是一种深刻的从阴阳交合到阴阳突变的交融，哪怕只有一次，这种过程也意味着永恒。

阴不胜其阳，则脉流薄疾，并乃狂；阳不胜其阴，则五藏气争，九窍不通。

上一句说明阴主内守，阳主护外。这一句"阴不胜其阳"，什么叫不胜？不胜就是压不住，阴，主收，收敛之气不足，就缺少攫取精华的能力，精不足，就无法制衡阳气，也就是拽不住阳气。阴虚，阳邪就旺，这时就会脉流急迫，阳邪过旺，人就发狂。

"阳不胜其阴，则五藏气争，九窍不通。"阳，主宣散，阳，过散，则虚，则压不住阴，阴邪过盛，五脏就会气乱交争。窍，作为五脏的外显，九窍就会堵塞不通。

中医是不主张打开身体的，生命本来闭合、自足，但开了窍以后，就不再是封闭的了，九窍通五脏，如果我们呼吸正常，听和说也正常，大小便也正常，五脏就没问题。如果有人耳朵聋了，眼睛瞎了，嘴巴没滋味了，鼻子也不能闻味了，五脏就出大问题了。即，从外知里，以窍知脏，就是《黄帝内经》的高妙。

这一节实际上在讲阴阳不协调造成身体的危害。五脏为阴，六腑为阳，阳要压不住阴，就好比一个家庭中，男人若压不住女人的娇蛮，女人一味任性，就属阴邪，家难免会乌烟瘴气。男人压不住家里的阴邪，在外面也不踏实、不舒服，久而久之，家就败了。阴不胜其阳，就是女人总惴惴的，无法制约男人的狂妄，男人狂妄到极致，就是疯了。

是以圣人陈阴阳，筋脉和同，骨髓坚固，气血皆从。如是，则内外调和，邪不能害，耳目聪明，气立如故。

这段翻译过来就是：因此圣人反复强调阴阳的重要性，以使筋脉柔顺、骨髓坚固、血气全都通畅无阻。能够这样的话，人的生命就内外调和，邪气不能侵害身体，人就可以耳聪目明，元气旺盛。

中国文化永远是讲阴阳的，讲阴阳不能空着讲，就要讲筋脉、骨髓。筋脉，就是阴的表现；骨髓，就是阳的表现。肝主筋，心主血脉，肝血不足，心血就不足。肝木生心火，它俩是一对母子。"筋脉和同"，是说它们俩要和同，心脏不好，实际上是肝的问题，母壮子肥，如果肝木不好，心脏就不好。

骨髓是什么？肾生骨髓，骨，就是收敛，髓，就是生发。《五藏生成》一篇又说："诸髓者，皆属于脑。"脑为诸阳之会，所以你脑子够用不够用，要看髓足不足。男孩和女孩，大伙抱过吗？抱的感觉是什么？基本上是女孩轻，男孩重，男孩比女孩重在哪里呢？重在骨髓。女孩抱在怀里，特舒服，特熨帖，就是小棉袄，跟抱男孩完全不一样，男孩重在骨髓。为什么？因为男孩一生消耗的精髓要比女孩多得多。女孩一辈子消耗的是血，男孩一辈子消耗的是髓，他们不一样，男孩为阳，多耗散，所以先天要足一些；女孩为阴，多收敛，后天会越来越足。不是有那么一句吗？没有耪坏的地，只有累死的牛。女人，犹如土地，越耕耘越结实。所以大家好好领悟下这句话，会明白好多道理。

风客淫气，精乃亡，邪伤肝也。因而饱食，筋脉横解，肠澼为痔。因而大饮，则气逆。因而强力，肾气乃伤，高骨乃坏。

"风客淫气，精乃亡，邪伤肝也。"风，指风邪，风为客，指从外来；风邪不断浸润，为淫气。所以这句翻译成：从外来的风邪不断侵入人体，精血就会损耗，亡就是流失，这是因为风邪伤肝。并且导致下列三种情况。

风邪伤肝的第一种情况是，"因而饱食，筋脉横解，肠澼为痔"。

"因而饱食",饱食就是吃得过多,阻碍了升降之机,就会发生筋脉弛纵、肠澼及痔疮等病症。

肠澼,就是大便脓血病症,可见于痢疾、溃疡性结肠炎、痔漏等肠道疾病。为什么风邪伤肝和饱食会造成这些疾病?

咱们先说"饱食",过饱伤脾,吃得太多,脾就运化不了,所以饱食就伤脾。大家看里面的关系,中医有一句话叫"木克土",我们现在之所以水土流失,是什么原因呢?光治河流,是没有用的,要想把土抓住,应该上游种树,只有上游植树,树根抓住了土,下游才清澈,这就叫木克土,所以木克土是好事。

治病也一样,如果水土湿邪泛滥,你要治肝木。肝木好了,才能制约水土泛滥。比如女子月经崩漏,有的医生就会用大禹治水的方法:堵。用什么堵呢?用炭类的药物,比如荆穗炭、干姜炭等中药,认为炭可以吸住崩漏的血。这就是庸医的做法。女人之所以会崩漏,一定是阳虚,或阴阳俱虚,或里面有肌瘤,阳气一足,血就收住了。大家已经学了前两章,好多原理应该明白些了。我只是想告诉大家,治病和做人一样,第一是,不要怕事;第二是,事来了要想明白,要有正确的解决方法。害怕问题、掩盖问题等,是永远解决不了问题的。

但这一段的前提是风邪伤了肝,肝木则无力克制脾土,脾土反侮肝木。侮就是侮辱、欺侮,就出现了筋脉松弛之象。筋脉无力固摄,人则出现痢疾、溃疡性结肠炎、痔漏等肠道疾病。所谓"克"，如果是正能量时，克不住则是坏事。肝木一弱，就是土伤木郁。肝气本是阳气，是上升的，木要上升，才能生火，而这时，肝木被脾土侮辱了，它就只好下行，它走错了方向，就叫邪气，叫肝邪下泄。肝邪下泄，就影响肠，大肠的五行属性是阳明燥金之气，本来大肠阳明燥金之气也是主收敛的，此时被肝邪侵犯，就失去了收敛之性，收不住了，就开始腹泻和便血。

先前我们讲过"便便"这事，小肠的功能在于分清泌浊，好的营养给心肺，浊的给大肠，如今大肠失掉了正常的功能，不能把液津回小肠，就是腹泻，腹泻久了，就伤三焦气化，三焦之火也随着肝木陷下。其中，肝主筋，肝邪下泄，则筋脉松弛，会形成痔疮，若无火邪，痔疮不至于发作，等三焦火一来，积聚肛门，形成热肿，痔疮就发作了。

但还有情志压抑造成的痔疮。比如有人私信我说：曲老师，我最近痔疮又犯了。以前每次犯痔疮，我就各种吃药。自从看了您的书，知道痔疮就是因为有心结，老憋着，不想让别人知道。我自己就想，确实是这样，最近和男朋友分手了，可是过春节家人聚会还不想让家人知道，自己心里特难受，可不痔疮就犯了。然后我就尽量让自己想开。这次也没吃药。昨晚发现，它竟然好了。

风邪伤肝的第二种情况是，"因而大饮，则气逆"。

"因而大饮"，这儿就开始说喝酒的事了。饮，中国古代专门指饮酒，酒性是辛烈的，古代的酒虽没有现代酒辛烈，但依旧会把人喝垮。酒性辛烈则气逆，什么叫气逆？就是"酒壮怂人胆"。《黄帝内经》说喝完酒以后，肝胆就从柔软变成横逆，横逆，胆子就大，这叫"酒壮怂人胆"。酒醒了，酒气没了，肝胆从横逆又变柔软，这对人就后悔，这就是喝酒特别摧毁人理性的地方。

风邪伤肝的第三种情况是，"因而强力，肾气乃伤，高骨乃坏"。

"因而强力"，强力，一般翻译成"强力入房"。在古代，认为行房都是在玩命，更何况"强力入房"。强力入房，一般都属于"醉以入房"。男人纵欲过度，即伤肾气，肾主骨，所以这里特地说"高骨乃坏"，高骨，当指腰、盆骨，其实腕、肘、膝、踝这些地方都应该属于高骨。因为这些地方全是经脉拐弯、气足血也足的地方，把这些地方伤了，就是伤了很重要的地方。为什么男人喜欢掰腕子？掰腕子其实是掰底下呢，这些地方是人力量、力气的枢转之机，所以强力入房，高骨乃坏，是说强力入房，对人的伤害很深。

强力入房和醉以入房，还有一个不好的地方，就是缺乏对女性的尊重。感情是要培养的，而不能亵渎。我在讲解《诗经》时曾说过：婚姻里的情色为"正淫"，夫妻生活的美好是婚姻生活里非常重要的一项，甚至是最基本的一项。这个好了，一切都好，这个不好，诸事烦恼。除非你天生不喜好这个。虽说这是关在门里的事儿，可很多糟糕的情绪和疾病都与此有关，太过，伤身；没有，也伤身，还暗耗肾精。凡是女人一大早就冷鼻子冷脸的，都有可能与此有关。因为美好的夫妻生活会让女人百脉皆畅，容光焕发，并由此生出感恩心。所以，男性要学会温柔地体贴女性，这样最终的结果，不单是对女人好，更重要的是对自己好。

古代把夫妻生活比喻成"琴瑟和美"，无非是说夫妻生活像音乐一样，是来愉悦人生的，如果不知止，则惑乱心智，进而耗精损精，以致于死。所以，夫妻生活只宜求"好"，不可求"过"。

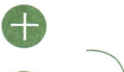

阴平阳秘

> 凡阴阳之要，阳密乃固。两者不和，若春无秋，若冬无夏。因而和之，是谓圣度。故阳强不能密，阴气乃绝；阴平阳秘，精神乃治；阴阳离决，精气乃绝。

最后这几段，越来越重要。学医的都需要背诵下来，但真正懂的人，不多。

凡阴阳之要，阳密乃固。

此句翻译过来就是：大凡阴阳的要点，阳气密致则阴气内固。阳密于外，邪不能侵，阴则可以固于内。

上一段咱们讲过，"阴者，藏精而起亟也，阳者，卫外而为固也"。阴，既是一种收藏的能力，又指具体的精血。

在中医里，有几个字要一讲再讲。经脉的"经"，指气的无形的运行线路；精血的"精"，先前我讲过，"精"，当指血里那阴性的汇聚的能力，而"血"指血里那阳性的气化的能力。不能像现在中医教材那样，说"精"是最精微的物质。因为别人会问：有多精微？到底是质子、原子还是量子？

被人步步紧逼又回答不上来,岂不是太尴尬?!

如果精和血一起说,我会打个比方:血是带着精往前走的船。这个"精"相当于什么呢?用西医的词来说,就是干细胞,就是血里面的精华。

血,不过是带着"精"走的船,如果没有血水的话,"精"是凝固的、不动的,"精"的这种凝固和不动的状态,就属于阴。气,又在精血中充当什么角色呢?血水要想动起来,又得靠气来推动,所以中医说"气为血之帅",有气的带动,血才能带着"精"周游全身,阳气若不足,精血怎么能上脑呢?!

我们讲过前三篇后,大家应该打下了很好的底子。一定要明白,所谓"气",一定是要经过自己气化的气,才是自己的气,所谓神仙可以通过呼吸吐纳而活,也是他气化天地自然之气的能力比我们强。

精气神的"神",怎么讲?以煤油灯为例,精,就是里面的油,气就是点着了这个火,神就是灯的光亮。听说过那个故事吗?一个父亲给三个儿子各一元钱,让他们买一堆东西把屋子装满。老大买木头,根本装不满。老二聪明一点儿,买棉花,但也填不满。老三买了一根蜡烛,照亮了全屋。智慧就是光亮啊,神就是光。精,在物质层面,好调;调气,要懂气机;调神,靠什么?靠音乐,只有音乐可以作用于神明,所以音乐教育是生命教育里很高级的一种。最早六经里有《乐记》,自从它丢失后,中国文化用诗教顶替了音乐教育,诗教衰退后,我们神明的进化在最基础的层面上就出了问题，我们可以很疯狂地迷恋某个东西，但平复我们这种疯狂的东西缺失了。音乐，有升就有降，有开始就有结束，我们呢，忘却了音乐的和谐之性，就不知止。不知止，就不能由静生慧，就没有真正的觉悟。

六经中的《乐记》已佚失，但从先秦文献中还是可以一窥端倪。《左传》曾言晋侯有疾，求医于秦，秦伯使医和去诊治。医和看到晋侯说：这病是因为过度接近女色造成的，昏庸的晋侯问："女色不可接近吗？"医和说："要节制。先王创造音乐，是用来节制百事的，因此音乐有五音，五音和谐后，不容再弹。如果继续弹奏，就会使人心绪烦乱。你现在过度接近女色，就是不守音乐之道，以至于心神大乱，业已形成蛊惑之疾，再也无法治愈了。"由此可知，音乐因为直接作用于神明，更不可大意为之，和谐美好的音乐可以愉悦身心，狂躁不安的音乐可以祸乱心神。因此，男女情欲和谐为琴瑟和鸣，不和谐则会造成无法治愈的蛊惑之疾。

可以这样说，音乐养生才是中医养生里面最高的境界，因为它是养神的。中国传统文化一再强调身心不二，就是身体和心灵是一个整体，人若只养好了身体，而没养好心灵，那就是行尸走肉，不叫养生。养生不仅仅局限在肉体层面，肉体与心灵的调和才是真正的养生之道。人既有健康的身体，又有美好阳光的大情怀，才叫身心的康健。这也是中国传统文化一个很独特的观点。

中药的"药"的繁体字为"藥"。上面是草部；下面是快乐的"乐（lè）"，这个字还有一个读音是 yuè，即音乐的"乐"。

"乐"字的繁体两边的绞丝旁是脐带的意思，脐带是连接先天和后天的根本，婴儿出生后剪断脐带的瞬间，后天的生命就开始启动。"樂"字的中间是个"白"字。白色对应五行里的金，为西方的颜色，对应的季节是秋季，指收敛之气或是杀伐之气。药，都有偏性，有杀伐之气，都从这个"白"字中来。"樂"字的底下是一个"木"字，白与木在一起，就是金克木，中国古代的乐器大多是以金（也就是丝弦）克木来发声，形成音调。再，因为药主要来自草和木；另外一种解释认为药跟松柏有关，所以用了"木"字。

那么，"藥"字里为什么有个"樂"呢？因为音乐的根本在于"五声和合"，"五声和合"即是和谐。音乐作为可以作用于人灵魂的东西，"藥"字当中带有"樂"字，就是古人希望药能像音乐那样，不仅让生命阴阳和谐，而且能上升到救人于灵魂的境界。

我若说音乐可以治病，肯定好多人不信。先讲一个我个人的亲身体会吧。年轻时，我身体好，不知西医为何物，也不知中医为何物，而且，可能天生对西医有点儿免疫，只要发热，到医院大门口肯定退烧，可能是怕打针吧，所以小时候可羡慕那些住院有水果罐头和点心吃的小朋友了。但也不是没毛病，比如有严重的痛经，上大学前痛经时，母亲给几近昏迷的我灌云南白药止血止痛。上大学后，我靠什么止痛呢？靠爵士乐，只要一听音乐，身心就感动，身体也随之晃动，然后就不痛了。学医学后，才懂得是什么原理，因为痛经是寒凝，而音乐可以直接感动到丹田，由感动而激发了热流，所以可以温化寒凝。

其实，古代把琴、瑟、笙、磬、埙这五种乐器，按五行匹配，南面为尊，对应的是琴；北面为卑，对应的是瑟；东面对应笙，笙，相传是伏羲所作，代表生发之机，吹笙就是希望国家人口众多、兴旺发达的意思；西面对应磬，由金石所做，代表肃杀之气；中间对应陶土制作的埙。孔子最喜欢的乐器就是埙，守中庸之道嘛。埙为陶土所烧制，虽然外表不起眼，但重要性不可取代，因为埙起着合五音的作用。当五音起伏不定的时候，就是由埙中土的性质来定调。可以说，在整个乐队中，它不显山露水，但如同长老般淡定，并不露声色地指挥着全局。

回来再说"阳密乃固"，就是阳气的密致可以抵御外邪，里面的阴血才能正常发挥作用。阳气不密致就是阳气虚，就容易感冒和发热，体表受寒后，人体里面的阴精就要发挥作用，阴精就要把这个寒往外顶，里面一用劲儿，人就高热，如果你不断地吃退热药，到最后就会变成里面的阴精不足，这时候就是低热，所以低热是阴阳俱虚证，到阴阳俱虚的时候，连退热药都不可以用了。所以，能高热，还是身体内阴阳之气比较活化的状态，比如小孩就能高热。而大人，就很少高热，常年不发热的人就有阳气、阴血不活化的问题，一旦得病，就是大病。

高热有点儿像电脑格式化，尤其是小孩的高热。老人说小孩烧一次聪明一次，就好像将系统整个更新升级了一下。但如果我们不懂医理，就会特别怕小孩子发热，怕小孩会烧傻。如果你不急于上消炎药和冰敷，孩子傻不了。婴幼儿发热，用温水给他擦拭就会降温，想办法让他大便了，就舒服很多。小孩基本没有情志问题，就是从吃喝上得病，况且孩子不装病，稍微舒服点儿，他就去玩了。一旦难受不舒服了，他就睡，这就是自保。现在很多孩子一得病，母亲最焦躁，母亲一焦躁，孩子就更紧张，越紧张，气就越往里收，就越不容易好。所以母亲都要学点儿《黄帝内经》《伤寒论》，就会活得坦然些，家里女人一坦然，整个家都和气、安宁。

两者不和，若春无秋，若冬无夏。因而和之，是谓圣度。

"两者不和"，是说阴阳不和的话，"若春无秋，若冬无夏"。这句话是什么意思？直白的翻译就是：阴阳不协调的话，就像一年当中，有春天没有秋天一样，有冬天没有夏天一样。但我们学过了《四气调神大论》的人，就不能这样把这句草草带过。春天是什么？春天是生发，秋天是收敛，所以"若春无秋"，就是只有生发，没有收敛，身体就会得病。"若冬无夏"，冬是收藏，夏是发散，也就是说阴阳不和，就像只有收藏没有发散一样。生命之道就是生长化收藏，要因序而行，要每个环节都发挥圆满。不可以只生发、不收敛，那样就冒了，就收不住了；只收藏、不宣散，那样就滞住了,就死了。

所以下一句是:"因而和之,是谓圣度。"因此,阴阳的协调配合、相互作用,是维持正常生理状态的最高标准。

> 中医对生命的调整就是一个"和"字。

中医对生命的调整就是一个"和"字。所谓"和"是什么?就是如果生发太过,就收着点儿。好比把脉,尺脉应该有根,如果沉取尺脉直接漂到寸脉,就叫作只有生发没有收敛,所以开药很简单。这时病人会问:我什么病啊?其实他真不是哪个脏器病了,但哪个脏器又都有点儿不足,所以他哪儿哪儿都不舒服,可到西医院又查不出病来。说他上实下虚也成,但最好用他能听得懂的话回答他:收不住了呗,你是下面精不足,气都往上飘,成天觉得腿脚没劲儿,头上也昏沉。总这样,就会觉得越活越累,对什么都没兴趣了……他说,确实是这样,那怎么办?把气收一收就行啦。用《黄帝内经》原文解释,散的气收住了,就是阳密,阴精一足,就是乃固。这,就是从气机上看病。

看病,虽说各人有各人的路数,但依旧不能离开《黄帝内经》《伤寒论》。用气机、用五行、用阴阳、用经络、用藏象,都可。但《黄帝内经》从来没有体质说。《黄帝内经》的五脏,非血肉的五脏。所以中医说到肝的时候,除了肝脏,这是形的层面;还有肝经,这是气的层面;还有肝魂,这是神的层面。从来肝病都不单纯是肝病,至少还有：木生火，心的问题；木克土，脾的问题；肝与胆相表里，胆的问题；肝肾同源，肾的问题；金克木，肺的问题……所以说，西医说肝的问题就是检查肝指标，中医却要全方位地看问题，先固摄哪儿，再宣发哪儿，步步惊心。如果你得了肝病找中医看病，那方子里全是跟肝相关的药，就知道他不是一个有中医思维的人，这药不吃也罢，吃了也许还伤肝。

"因而和之，是谓圣度"，这里出现了一个新词，圣度。所谓圣人之法度，其实跟管理一样。管理就是明察秋毫，就是泻其太过，补其不足。圣度就如同音乐，是五音和平，放得出去，收得回来。所谓的阴阳和合，最终都要落于丹田，或者是落于中焦，才是最稳妥的，否则都是不正确的。

故阳强不能密，阴气乃绝；

下面这一段"故阳强不能密"，有些词很难讲，比如说强，也读作"jiàng"，强难道不好吗？阳强会怎么样？阳强就是阳亢，就是阳气宣散过度，不能固密，阴气就会竭绝。密，就是恰到好处，所谓恰到好处是什么呢？皮毛不能收敛得太紧，还要有微汗的能力；也不能过度宣散，汗是血的变现，汗太多的话，就是阴精竭绝，血汗同源，就是阴精全部都泻掉了。

皮毛如果一点儿汗都不出了也是病，而且是大病。一定是浑身微微有汗，手心脚心都润泽，才好。手心有汗心没病，脚心没汗肾没病。有些大人小孩手干得一塌糊涂，就像硬皮病一样，这，也得治。

阴平阳秘，精神乃治；阴阳离决，精气乃绝。

"阴平阳秘，精神乃治"，这话是中医里面最经典的话，就是阴血平静于内，阳气秘守于外，人的精神才会正常。如果阴阳分离决绝，人的精气就会随之竭绝。

> 阴血平静于内，阳气秘守于外，人的精神才正常。

所以中医不是求好，求阴和阳的强大，而是求合适与和谐。所谓合适，就是阴平阳秘。这有点儿像中国古代婚姻，爱情是一时兴起，婚姻则要考虑长远。所以婚姻要先看你们俩合适不合适，是否门当户对，是否价值观相同。

中国文化里面的精和神是分开的，精是有形的层面，神是无形的层面。治，是正常，所以"精神乃治"，翻译过来就是有形的层面和无形的层面都正常。

谁来养有形的层面呢？阴精来养有形的层面，阳气来养无形的层面，然后精全神足，才叫作"治"，才叫作正常。如果有的人精足，神不足，就是说他的身体没什么病，可是神不足，呆呆傻傻的。就好比湿的柴火，怎么也点不着。所以我们身体里湿气太多的话，也会神不足。我们形容那种情感炽烈的男女是干柴烈火，就是说能烧起来的，都得是干柴。

现在好多人都是烧不起来的湿柴，谈恋爱没有兴趣，干什么都没有兴趣，其实就是抑郁了，抑郁的人，就是湿火柴，对他来讲，第一件事是先燥干，分"精"的燥干和"神"的燥干。"精"的燥干，是祛湿；"神"的燥干，是重建正能量。燥干了以后，就不用管他了，生命之火自然就燃烧了。

据说现在又专门分出一类人，叫无性人。无性人有几大特点：第一，神情淡漠，对万事不关心，世界好也罢，坏也罢，一切与自己无关。第二，他们没有性方面的要求。第三，穿衣服有特点，首先是中性，其次喜欢穿比自己身体大两号的衣服，有点类似于袍子。其实，这些人就是湿柴人，又湿又寒，没有热量，用中医讲，就是"神不足"。

神，靠的是"两精相搏谓之神"，两精就是指阴和阳，一个正电、一个负电。它俩一碰才能产生火花，才能出现那个巨大的、无形的能量，就是"神"。所以，神不足的人，是阴精不足，阳精也不足，而且阴阳交合的能力也差的人。人的精气神是要靠阴阳的共同努力，靠纠缠与交合，才能出现这个"神"。有句话叫，独阴不长，孤阳不生。只要是孤和独，就没戏，必须要仰仗对方。"阴平阳秘"，就是说阴和阳要同时存在，里面的阴精是充足的，阳气也是充满的，同时，二者还要有交集，有交集后，精和神才是正常的，才能叫作生命。

讲阴阳，就是讲双赢。你说就靠我一个人点亮这个世界，想什么呢？！

这个世界绝对不允许这样自大的东西存在，不可能的。讲阴阳，讲得最好的，就是《黄帝内经》。它不是讲平衡，它讲和合，讲合适，就是阳和阳匹配到合适，才能产生最大能量的神明，这个事至关重要。和合、合适，一定不是二者等同一致，而是要有黄金分割的匹配，比如看一个门，如果高是阳的话，宽就是阴，方形的门一定是最难看的，一定是高度比宽度长，才好看，才舒适。所谓阴和阳的合适、和谐，不是说一定要对等，而是一定要匹配，让人舒服才好。

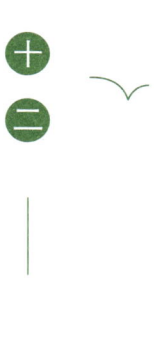

三焦

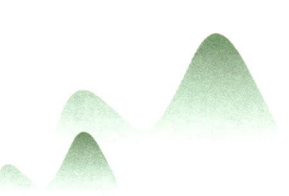

> 因于露风，乃生寒热。是以春伤于风，邪气留连，乃为洞泄；夏伤于暑，秋为痎疟；秋伤于湿，上逆而咳，发为痿厥；冬伤于寒，春必温病。四时之气，更伤五藏。

因于露风，乃生寒热。是以春伤于风，邪气留连，乃为洞泄；

"因于露风，乃生寒热"，如果人不阴平阳秘的话，由于雾露风寒之邪的侵犯，就会发生寒热。阳气不能卫外，寒邪就容易侵袭，寒一入里则生内热，这个热是为了驱寒而逼出来的热，所以中医不叫发烧，在《伤寒论》里一律叫发热。

"是以春伤于风，邪气留连，乃为洞泄"，《黄帝内经》把一年的气分为六气，第一气就是厥阴风木，所以春天最容易感受风邪，风邪"留连"不去，到夏天的时候，就会出现心脏的病变和腹泻。一般会把"洞泄"翻译成腹泻或急骤的泄泻，这就是没结合前面《四气调神大论》一起看，那篇里说"逆夏气，则太阳不长，心气内洞"，"洞"指的是心脏问题。为什么"春伤于风"就会得心脏和腹泻的毛病呢？这里面的原理是：春伤于风邪，肝木伤，则不能生火,火不足,则心气内洞,就是心脏出问题;肝木伤,则不能生火,火不足,到夏天时,火又不能生土,脾土就弱,脾土弱,则水谷不化,就出现吃什么拉什么的腹泻。

你们千万不要小瞧一件事儿,就是身体里面的垃圾能成为粪便,并以条状黄软、痛快地拉出来是件简单的事儿。这可是我们生命里最精细的一件工作啊,如果粪便毛细,属于心肺大虚;如果夹杂食物,是脾虚;如果便秘,是大肠燥气过重,或中焦气滞;如果不成形,是大肠火不足;如果有拉不尽的感觉,是肺气虚……可你到医院检查,是检查不出什么虚的。虚,一定先在"无形"上虚,让你看不见,然后慢慢才进入"有形"。就好比有人总在无形中伤害你,无形的东西积累多了,就成了有形,总有一天,你就不干了。

内洞,指心洞,就是心里发空,心悸,心慌。古人认为心里面的窍最多,有七窍,所以最玲珑、最机敏。但若心精不足,窍就闭合了。

比如现在很多人说自己记忆力不好,什么都记不住。古人认为这属于心精不足,心之官为思,心、脾精不足,记忆力就差。这时医生就爱上两个药:远志和石菖蒲。用远志祛痰开窍,用石菖蒲开通心窍,安神益智。用过石菖蒲、远志后,窍是开了,但持续性不强,还是记不住事儿。为什么呢?因为还有一个根本问题没有解决,就是心血不足。窍虽开了,心血不足的,开的这个窍就定不住,支持不了多久,就又闭住了。如果在方子里加上红参或党参,专门滋补心肺之气,心肺之气足了,心血也足了,随着远志、石菖蒲的祛痰开窍,这个病才可以治愈。

我越讲《黄帝内经》和《伤寒论》,就越发现在中医文化里,逻辑性非常强。病,一步一步怎么得的,知道了怎么得的,就知道如何去掉它,或如何不得这个病。

还要强调一点,中医看问题,主要看前一季,夏天得的心脏病和腹泻病,全是春天没有养好,千万别找眼前的原因,要找前一季的原因,夏天的病,要找春天的生发之机,因为病根在春。

夏伤于暑,秋为痎疟;秋伤于湿,上逆而咳,发为痿厥;冬伤于寒,春必温病。四时之气,更伤五藏。

这句就是说:夏天伤于暑邪,到秋天会发生疟疾病。秋天伤于湿邪,邪气上逆,会发生咳嗽,甚至可能发展为痿厥病。冬天伤于寒气,到来年的春天,就要发生温病。四时的邪气,就这样交替伤害人的五脏。

下面讲一下原理。"夏伤于暑,秋为痎疟",暑,就是火热,心火克肺金,金就是肺。到秋天就为痎疟,这个痎疟,大家现在先别着急,后面专门有《疟论》篇细讲。

总之,大家记住,夏天伤于暑湿,火熔金,秋天就得肺病,咳嗽、打摆子、过敏症等，要想不得这些病，就得夏天养好。治病高手和低手的差别在哪儿？高手治原因，低手治结果。就是庸医永远是治结果，病，长皮上了就治皮，这不对，皮上的问题一定是治肺，高手一定治肺、脾，为什么你皮上都烂了？和肉一定有关系，肉就是脾，所以肺主皮毛，脾主肌肉，这两个病都得治。如果气血无法营养末梢，那就得治心；心，如果不能把血脉打到末梢，又是因为肾的动力不足。所以一个皮肤病又要治心，又要治肺，又要治脾，又要治肾。能看到肺脾就已经是很好的中医了，但能看到心、肾这两个层面，则是更高了。

"秋伤于湿"，就会出现咳嗽，"发为痿厥"，一个是咳证，一个是痿厥，几个病呢？三个病，一个咳嗽，一个肌肉萎缩证，一个四肢冰冷证。

"秋伤于湿"，为什么会咳？首先，咳，属于自救，是要把上焦的湿邪、寒邪咳出去。现在我问大家，"湿"一般表现在身体的什么部位？先前我们说过：上焦如雾，中焦如沤，下焦如渎，也就是说水液在我们身体三焦的表现是完全不一样的，上焦的表现，是雾状，是气化状态，一般不会凝结，气化不足，则成痰涎。上焦运化最快，快，好不好啊？好啊，人高兴，时间就过得快；痛苦，时间就过得慢。快，事物就不凝结；慢，就容易聚集。好东西聚集还可以，坏东西聚集就伤人。活这么大岁数，最大的明白，就是只跟喜欢、高兴的人在一起，无须忍，无须怨，经脉通畅欢快。如果和谁待在一起不舒服，一定马上离开，人生苦短，没时间耽搁。我在微博里还写过一段：有一种温柔，是源于内心和体力的强大，叫柔和；有一种温柔，是因为内心和体力的不支，叫柔弱。前者淡定从容，后者娇怯惶恐。跟前者共处，你渐渐也会心平气和；跟后者待久了，会生出些不耐烦。有人就问了，为什么不能跟柔弱的人在一起？我回答：柔和的人不纠缠，柔弱的人则易纠缠，依赖性太强，也消耗人。柔弱的人之所以让人不爽，是因为太黏人。老被柔弱的人黏着，也耗气。力气也是气，精力也是精，能攒着，就别被无聊的人耗了。所以，跟什么人在一起很重要，有些是共养，有些是群耗。

上焦如雾，上焦一旦运化慢了，就储水，心肺浸在水液中，能不突突吗？心脏突突，叫心悸，又叫风水心。心跳加速，就是想把水赶跑，可又没劲儿，就心慌。上什么药好呢？苓桂术甘汤。"苓桂术甘汤"这方子就茯苓、桂枝、白术、甘草四味药，千万别以为治病得一大堆药，那会把五脏六腑吃乱的。茯苓，渗肺心湿，什么叫渗？就是一点一点渗，用词多准确，快了不行、慢了不行，快了慢了都对肺心有伤害。什么东西咯噔一下没了，都有点儿让人接受不了。一定是渗、透，一点一点渗，渗没了，才好。茯苓这味药，特别好，如果你老咳白痰，它可以把上焦的湿气渗没了，痰也就没了，但它不会很快，只要是一个"渗"字，就不主张快。

桂枝，通心阳，其作用有点儿类似于西药里的小剂量阿司匹林。现在电视里公开说，西方社会只有一个养生药，即50岁以后，每日要补充小剂量的阿司匹林，说这样可以避免心脏疾患。等我讲完了这段，你就明白为什么服用小剂量的阿司匹林可以预防心脏疾患了。你们都知道阿司匹林干吗的吧？发热服用阿司匹林，就可以出汗降温。什么让身体出汗呢？心，心液为汗。只要汗能出来，就是心脏在起作用，所以阿司匹林可以激活心的功能，排汗以纾解高热。因此阿司匹林的功能和桂枝有点儿像，但阿司匹林是化学制剂，桂枝是天然植物，那我们干吗不用桂枝而用阿司匹林呢？《伤寒论》里第一个方子就是"桂枝汤"，就是治疗高热的方子，可是现在很多医生不敢用桂枝汤，不知是怕你大汗亡阳，还是因为这药方太便宜，反正没人给你开。

桂枝的功效在于"发汗解肌，温通经脉，助阳化气"。什么叫"解肌"？我们人老了，肌肉会怎么样？气血稀薄，肌肉就纠结成团，而且紧、皱。你要想知道你肌肉的情况，就让家人给你捏脊，如果骨肉不分离，就属于老化。小孩呢？小孩后背的肉一捏，就可以提拉起来，就叫骨肉分离，就是一种非常好的状态，其实，骨肉之间的筋膜就属于三焦，如果骨肉粘连了，就是三焦不通。小孩天天捏脊的话，身体就强壮。如何解决骨肉粘连呢？桂枝调和营卫，就可以解肌，也就是桂枝通心阳，可以帮助心把血液打到末梢，同时能够让整个的肌肉群放松下来。人高热时，浑身发紧，桂枝温通经脉，助阳化气，发汗解肌，人很快就会舒服起来。尤其是到了一定年龄，加上压力大，我们整个的肩背都是紧的，怎么办？要么按摩，要么喝喝桂枝汤。

白术这味药，你要看它的形状就会明白很多，它外圈是一层皮，里面全是细腻的窟窿眼，特别像人的骨髓，所以白术强腰脊第一，如果人老懒，腰挺不起来，可以用白术泡脚。而且白术专门鼓荡肚脐与命门之间，祛中焦湿堪称一绝。治心脏疾患干吗要强腰肾？心肾同属于少阴，都是生命最重要的动力源，心就像永动机，肾就像油箱，心肾必须同治，才能心肾相交。所谓心肾相交，就是生命最正常的状态。

甘草，治各类型心脏病几乎都要用到甘草，而且一定是炙甘草，因为它有强心的作用。很多人开方子用甘草是认为它能解毒，而没有意识到它强心的作用。比如《伤寒论》里讲到一个很严重的心脏疾患时，用了一个方子，叫作"炙甘草汤"，其中甘草用到半斤的量。可以说，炙甘草对心脏问题的解决，特别重要。

甘草，味甘，气平，性温。张仲景有70多方用之，可见他对此药的喜爱和深知。所谓"甘"，就是不酸、不苦、不辛、不咸，而兼四方之德！非甘草，谁配得此名！甘草更有"国老"之称，即一切正能量之妙推、妙用——寒病用热药，甘草可以制姜、附之热；热病用寒药，甘草可以抑制石膏、知母之寒；下病不宜速攻，甘草可以制大黄之猛；上病不宜遽宣，甘草可以制栀子之速……四方上下，全凭国老不动声色之斡旋，三焦之毒，全倚仗国老轻描淡写，灭之于无形。且能调和诸药，真是功莫大焉！

在这个方子里，茯苓、白术这两味药都在解决水的问题，桂枝在解决风的问题，甘草解决心的问题。也就是说，茯苓，渗上焦湿；白术，祛中焦湿；桂枝，通心阳；甘草，强心。每味药可以干自己的事，又可以组成组合拳解决根本问题。医理明澈，用药如用兵。真是妙不可言。

现代人，都重视药，不讲究方子，咱们一起学《黄帝内经》，要学会研究方子，而不是只懂药。只懂药，就像你以为了解了某人，当某人和别人相遇时会发生什么变化，你并不知晓，所以，人和人聚在一起，就像药和药聚在一起，会发生什么化学变化，才是最重要的。

"上焦如雾"讲完了，咱们讲"中焦如沤"。相对于"上焦如雾"，"中焦如沤"就是中焦像湿地，或沼泽，是水液在生命中的另一种状态。中焦要腐熟食物，要运化万物，非沼泽态，则无法进行这一切。沤，就是运化、发酵，所以，如沤的沼泽态就是中焦的本来面目。同性相吸，所以中焦很容易招湿邪，过湿，则增加脾的运化，可人又多思而伤脾，因此中焦湿邪最难化。本来脾土生肺金，可此时脾土为湿土，上逆，与肺金相顶，则为咳，就是"秋伤于湿，上逆而咳"，所以此时的"咳"，属于自救，治疗就当祛中焦之湿，以"土生金"的方法来救肺。也就是说，要想让肺好，就得让脾土好，只有脾胃才能生肺金。

土，若不能生金，则发为痿厥。咳，不可怕；发为痿厥，才可怕，因为湿气不除，则留滞在关节，侵伤筋膜，进而出现痿厥证。

痿厥，先前讲过，痿，是肌肉无力症，脾主肌肉，所以，又是脾病。这个毛病西医只有用激素或运动医学，但中医知道此病病根在脾，所以能治，祛风、驱寒、祛湿，健脾就可以了。因为，脾病的根有三：风、寒、湿。

我原先见过一个严重的痿证病人，看病时她是由先生抱来的。病人是会计，病因有三：第一，老用脑子，思伤脾。第二，总生气，怨气大。第三，常年正对着空调吹。所以她的肌肉萎缩症，从脾胃治就成了，一个月后，她就能自己坐火车来了。

《素问·太阴阳明论》云："帝曰：脾病而四支不用，何也？岐伯曰：四支皆禀气于胃，而不得至经，必因于脾，乃得禀也。今脾病不能为胃行其津液，四支不得禀水谷气，气日以衰，脉道不利，筋骨肌肉皆无气以生，故不用焉。"意思是，脾运化无力，不能向四肢疏布水谷精微，肌肉便一天天地缺气少血，久之，筋骨无力，肌肉萎缩。所以，此病以健脾为第一要务。

厥，指四肢冰凉，萎和厥是不一样的，痿，是精少，属阴虚；厥，是身体的动能不足，气血打不到末梢，属阳虚。四肢冰冷叫四肢厥逆证，又叫四逆证。《伤寒论》里的通脉汤、四逆汤等治疗这些病非常有良效。

"冬伤于寒，春必温病"这句话非常有名，所有春天的瘟疫都源于这句话，春天的瘟疫源于冬天为寒邪所伤。"温病"因时疫而出现发热等症状，既然是时疫，就要根据当时的具体症状来辨证，目前"温病"的定义是：感受温邪所引起的一类外感急性热病的总称。这应该和《黄帝内经》所言的"温病"意思不同,《黄帝内经》说"温病"的根底还是"冬伤于寒",以寒邪居多。这个要细究起来,会出现中医派别的争执,也就是说,现在一派认为春天时疫的根儿是感受温邪,所以多用寒凉药。而按《黄帝内经》此句理解,春天时疫的根儿是感受寒邪,所以多用温热药。不必多管其核心内涵的争执,按自己参悟的医学理念,坚持"正行勿问"就是了。

十三 ─ 五味

> 阴之所生，本在五味；阴之五宫，伤在五味。是故味过于酸，肝气以津，脾气乃绝；味过于咸，大骨气劳，短肌，心气抑；味过于甘，心气喘满，色黑，肾气不衡；味过于苦，脾气不濡，胃气乃厚；味过于辛，筋脉沮弛，精神乃央。

这是这一篇文章的最后一段，其实又涉及生活上的大问题，就是五味的问题。因为这一篇的前面全讲的是阳气，所以很多人认为这一段是多余了。保阳气，没错。但没有阴精的支持，阳气也无法发挥作用。阴精从何而来呢？从地气来，从五味来，所以这一段讲五味，并不是闲篇。

尤其是后面我们要讲"谨和五味"，就是在告诉我们如何养这个阳气，办法就是"谨和五味"。《黄帝内经》非常注重"谨和五味"，因为五味为阴，五脏也为阴，所以调养五脏用五味，才是正确的方法。所谓食疗，就是"和五味"，但如何"和"，今人很少有真知，顶多讲的是营养学，而不是"谨和五味"的学问。即，如何用五味改良五脏环境，如何用五味祛除病邪，才是"谨和五味"的核心。

中药专门讲气和味，也就是气味论；西药讲的是成分论。所以中药和西药是两个完全不同的系统。

什么叫气味论？气，得之于天；味，得之于地，任何一味中药都有天气和地味。天气，就是二十四节气；地味，就是金木水火土五行。这么说吧，中药强调道地药材。所谓道地药材，就是看这味药，得什么天气和地气。古语说："离其本土，则质同而效异；乖于采摘，乃物是而时非。"也就是说，中药，很重视生长的土地和采摘的时间。比如附子，冬至种，必须夏至时节收获，那么它必得夏至之热气，其产于川蜀，所以地气又得西南川蜀厚重之火气。现在日本人又认为附子最好9、10月份收获，无非是再得暑气。同一味药，收获错了时节，种错了地方，都已然不是那味药了。

咱不说中药，单说大白菜，也得是霜降过后的才好吃，没有经过霜降的大白菜是不甜的，这就叫节气。东北的大米之所以香，也是它种植期长，得的节气多，黑土地厚。

所谓的气味论就是说所有的中药都要讲节气和地域，比如，人参必须是东北参，必须生长在至寒之地的至阳之物。南方若种人参，不但没有任何滋补效果，还可能让人参吃尽了土壤里的营养。我们老讲心肾相交，人参长于至寒之地，也只有这个至寒之地出来的东西才能大补心液，并兼补五脏。为什么东北山参、高丽参好？西洋参为什么只可以平常吃，不用于治病？因为不同的参，得到的气不一样，西洋参的气就比较平和，它不是那种在极端地域产生的东西，而东北老山参的气就厚重燥烈，吃完了能蹿上房！现在市面上的红参，就是九蒸九晒过的人参，有人说，红参太贵了，我用党参替代好不？其实，你不用懂药，你把两样东西摆一起，就能明白很多，一个又柴又细，一个又润又亮；一个只入心肺，一个五脏皆补，它能一样吗？为什么"独参汤"能救命？就是因为它的生命力非同一般！所以，真正的好中药一定要讲这个，产于西北甘肃岷县的当归为最好，因为它为低温长日照作物，宜高寒凉爽气候，而且还得在海拔1500~3000米，所以，你看，不仅一方水土养一方人，而且一方水土养一方药，乱来不得。

关于一方水土养一方人，说个闲篇。西北寒冷，其气就刚，所以西北风就叫刚风，而东南风就叫婴儿风。因为西北、东南气大不同，人，也就大不同。西北刚风硬，可以杀人。所以古人认为西北多圣贤，比如文王、武王、周公。要想做圣贤，得下得了死心。而东南方的人都太聪慧，特别聪明的人下不了死心，且柔柔的婴儿风吹着，人容易贪图享受。况且南方物产丰富，只要能劳作，就不会没饭吃，所以自然不必下死心。这世上，能下死心的要么是圣贤，要么是傻子，才能勇猛，才能玩命。人若太聪明了，就容易"好死不如赖活着"，这就是一方之气，养出的人不同。仔细回想下中国历史，很多事情都是从东南起事，西北成功。

阴之所生，本在五味；阴之五宫，伤在五味。

中药讲的是气味论，气，源自天；味，源自地。"阴之所生，本在五味"，是说阴精的产生，来源于饮食五味。"阴之五宫，伤在五味"，是说储藏阴精的五脏，也会因五味而受伤。

首先，五脏是喜味的。五脏为阴，阴，要从五味中攫取精华，但攫取太过，或攫取错误的话，也会伤到五脏。所以说，只要是我们喜欢的东西，都有可能会伤害到我们，任何过分的喜爱，都会导致非理性和纵容，所以我们要警惕的都是我们的所爱，不爱的东西不会影响我们太多，但喜爱的都多多少少会伤了我们的心。五脏如此，人性亦如此。

是故味过于酸，肝气以津，脾气乃绝；

酸好不好？好。肝喜酸，但中医最怕一个"过"字，生命最怕"过用"。味过于酸，肝气就会往外泄，收多了，就只能外泄，肝木克脾土，肝气太过的话它就会克制脾胃，多食酸以后就会伤脾气，叫"脾气乃绝"。

先前我们讲过"木曰曲直"，曲，就是木性收敛的力量；直，就是木性生发的力量。那么，酸是指什么？酸是指有酸收作用的药，比如调和肝经的药里面通常会有的白芍。但我们日常生活中最常见的醋，却不是酸性的，而是碱性的，因此醋对人体非常有益。我们认识事物，都不能被表面的东西迷惑，更不能被感觉欺骗。关于感觉，有一句话很经典：感觉对方喜欢你，十有八九是错觉；感觉对方讨厌你，十有八九是真的。而我们学习的目的，就是要透过表象看本性。

再比如，甘，有甘味、有甜味。甘与甜是一回事吗？甘味，可以说是五味里面的最高境界，甘味是入脾胃的，脾胃位于中央，还是要看那张五行图。上面火，为苦；下面肾，为咸；左边肝，为酸；右边肺，为辛。所以，真正的甘味，一定是不酸、不咸、不苦、不辛，同时，又是酸、苦、咸、辛杂糅出来的淡味，而绝非"甜"。"甜"字，是舌头上的感觉，每个人舌头的感觉都会有差异，而"甘"味，是大自然中存在的一种真实，而非感觉。我不知道大家理解没理解我的意思，即甜，是感觉；甘，是本性。

我常说一大早起来就喜欢吃甜食的人，一般都缺爱，所以喜欢那种甜蜜、细腻、黏稠，甚至齁嗓子的感觉；而不缺爱的人，自身就会产生甘露般的唾液。这个缺爱有两点，第一是你缺别人的爱，第二是你缺爱别人的能力。你若没有好好爱对方，而要求对方只爱你，这就是无理取闹。

为什么说甘味是五味中的最高境界呢？在我看来，很多人年纪轻轻的，刚开始修行，就说自己已经得到了平静，这哪里是真正的平静？真正的平静，一定源于领略了刀枪剑戟、斧钺钩叉这般刀枪剑影之后的平静。没见过世面，没见过生死，哪里来的平静呢！一切都得折腾够了，一切都得经历过了，就像贾宝玉一样，身边的女人死的死、亡的亡了，他才能得到内心的真平静。有些学生，只知道吃斋吃素，觉得自己平静了、得道了，这哪儿跟哪儿啊，那只不过是因为你的身体太虚弱了，你把虚弱当成了平静。而所谓"甘"，就是经历过一切以后的那个平静。苦是偏性，酸也是偏性，辛和咸都是偏性，只有"甘"守了中庸之道，不偏不倚，它不被任何味道绑架，没有任何偏性，并保持着一种高级而又淡然的本性，所以，甘是一种境界。

味过于咸，大骨气劳，短肌，心气抑；

"味过于咸"，咸入哪儿？肝心脾肺肾，五味，肝喜酸，心喜苦，脾喜甘，肺喜辛，肾喜咸，这五味是肝心脾肺肾的本味，什么都不可以太过。肝木生气旺，以酸收之。心火太宣散，以苦降之。肺金主肃降，以辛散之。肾水收藏凝聚太过，以咸化之。脾土运化四方，以甘润之。这就是五味于五脏之用。

"味过于咸，大骨气劳，短肌，心气抑"这句，翻译过来就是：过食咸味，会使骨骼损伤，肌肉短缩，心气抑郁。在后面《藏气法时论》中说："辛散，酸收，甘缓，苦坚，咸耎（软）。"咸本生骨，但过咸则伤骨，因为咸有软化骨头的问题。大骨，应专指股骨及大关节处，这些也是筋脉所在处，伤骨，就伤筋，也会伤到肌肉，因为肾和脾也是相关的，脾土克肾水，水败连带脾土也败，所以肌肉短缩。水败，则不能心肾相交，真阳败，真阴也就出问题，心气就抑郁了，因为肾和心的关系是"水克火"。

大家牢记五行生克的话，对理解《黄帝内经》至关重要。因为五行生克是生命现象里的一种具体使用。很纳闷新中国成立以后个别老中医坚决要求废止五行，坚持认为阴阳五行是封建迷信。可是把阴阳五行都废除了，靠什么讲中医医理呢？！

关于咸，现代人说为了预防心脏病、预防糖尿病、预防这个病那个病，都是让你少吃咸，要少盐，要清淡。大家一定要弄清楚一个因果问题，是吃咸导致了心脏病等，还是心脏等脏器有问题，人才嗜咸？

首先，在什么情况下，人会喜欢吃很咸的东西？

盐，是矿物质，凡矿物质都有调元气的作用。我先前说过，元气是父母生我们之前我们自带的一罐煤气，把这罐气用光了，我们也就死了，你可以省着用，但不能不用。那我们每天活蹦乱跳的，靠什么调元气来支撑我们的活蹦乱跳呢？就靠我们一日三餐中的那点儿盐，那点儿咸直接入肾，而元气就藏于肾。所以，我们吃咸了，就调元气调得多；吃淡了，就调元气调得少，但可能会没劲儿。中国人为什么老强调要静坐、要静休，就是为了少调元气。

那我们为什么会喜欢吃口味重的东西？是谁需要这个咸？肾啊，肾虚了，就要多咸，肾虚了，心脾就都跟着虚。咸，就是味道重，你看现在的年轻人，每天晚上排长队吃味道重的麻辣烫，为什么呢？他们白天思伤脾，脾滞住了，就稀罕味道浓、通窜的食物；晚上又不睡，耗心血、耗肾精，白天自然没精神、没力气，只得靠味道重的食物来调元气。所以，一定要清楚，是心脾肾虚了，人才喜咸。而不是喜咸造成心脾肾的虚弱。而西医说，只要你喜咸，你的心脾肾就会弱。这就是把儿子当爹了，颠倒了，谁也不会没事拿盐吃，人是因为虚，因为弱，才要多调元气来支撑自己。

东北人为什么喜欢吃咸的？因为东北太冷了，一定要重调元气。有人会问：那东北人岂不短寿？不会，因为世代在东北生活的人，基因里已经对应付寒冷有存储记忆，先天那罐气会足一些。就好比树木，南方新到东北的树，不明就里，不知涵养自己，很快就死掉了，而原始森林里的松树就茂盛，且经久不衰。

再说，去青海、西藏等地，会有高原反应，最好喝当地的茶，为什么？因为当地茶里面一律要放点儿青盐，多调点儿元气，人就舒服很多。

如果过于清淡，没滋没味，好不好呢？五脏都有各自喜欢的味道呢，人若太寡淡了，不仅对不住五脏，恐怕也对不住自己啊，什么都提不起精气神，什么都淡漠着，人生也无趣啊。没有美丽的灵魂，再没有低俗点儿的欢乐人生，岂不是白来了？！

味过于甘，心气喘满，色黑，肾气不衡；

上面已经讲了过酸伤肝、过咸伤肾，这里讲过甘伤脾，伤脾为什么会心气喘满呢？其实这段讲了中央脾土若出了问题，上面伤心肺、下面伤肝肾，所以中央脾胃伤不得。脾胃一伤，不能土生金，肺气虚，则喘满，但这里写的是"心气"，脾土为什么会伤到心？谁能想明白？火和土是什么关系？是火生土，即心火是脾土的母亲，大家想一下，儿子病了，最耗谁的心神，当然是母亲。所以土败，则心火大伤。所以"心气喘满"这句，涵盖了两个意思：土不生金，伤肺；土又耗散其母，伤心。

"色黑"是典型的脾胃病。《灵枢·经脉》篇在胃经中说脾胃有病，"颜黑"，指额头黑，就是以眉棱骨为界，明堂、额头都黑的话，就是胃病。但此处"色黑"后一句是"肾气不衡"，就意味着此处是指"肾水上泛"凌了心。如果你一看此人脸颊青黑，额头更黑，且无光泽，那就是肾病，且是危险的肾病，肾水上泛，水气凌心。即脾土衰败后，不能克肾水了，于是肾水上泛，如果欺凌心火的话，就不是吉兆了。

味过于苦，脾气不濡，胃气乃厚；

"味过于苦"，过于苦就是伤了心了，伤了心以后为什么会出现脾的问题？上一节我们讲了火生土，心火为脾土之母。苦味降气，在我们的肉身里面哪个是主往上升的气呢？脾气是往上升的，苦却直接往下压，这样脾气就没法运化了，因此食苦太多的话，脾就无法运化了，所以它说胃气乃厚，这里就出现一个特别大的问题，脾气升，胃气降，才是正常的，如今脾不濡润、不运化，胃气也就降不下去，久滞，则厚。

胃气厚的一个表现就是口臭。大家想一下，口臭是脾的病还是胃的病？一定跟脾胃都有关，脾不运化，则腐；胃气不降，则上壅，才会造成口臭。本来胃气要下行，但是它不往下走了，不往下走，就往上升，兼五谷腐化之气味，聚集口腔，轻者叫口气，重者叫口臭。

口臭，大家不要小瞧，它实际上是一个很严重的胃病。治这些病的时候，大家一定要小心，首先，不能上西药，因为西医认为这是细菌造成的炎症，要杀细菌，但细菌是杀不完的，而且你杀它的速度，可能比不上它变异的速度。中医认为，细菌是比人类还古老的生物，杀是杀不完的。那个细菌为什么能在你胃里滋生，还不是因为你身体弱！一定是你的胃给幽门螺旋杆菌提供了环境，它才能在那里待得住。所以，治疗的关键是要改变这种细菌产生的环境，只要把环境改良了，细菌就消失了，或可以和你的身体和平共处了。其次，西药都是寒凉，对属于阳明燥火的胃是一种销伐和伤害。

现在得胃病的特别多，年轻人得胃癌的也多了，跟现在的年轻

▶ 口臭，实际上是一个很严重的胃病。

人饮食不规律、饮食卫生条件差、多食辛辣有关。其实人生就是"保胃战",阳明脉衰,脾胃一弱,全身皆弱,所以把胃养好了,身体基本没什么大问题。"胃"字上"田"下"月",田,撒下种子就发芽,所以,胃是人体气血之来源。而且,胃是人的第二张脸,比如当别人指责你时,你可能脸面上保持着谦和的笑容,但胃部早已抽搐、挛缩。所以,胃,不仅收纳着食物,也收纳着情爱与愤怒。男人有胃病很可能是女人气的。有人说怎么不是他上司、下属气的?人啊,跟外面生不了那么大的气、那么久的气,他只是跟亲人才生得了那么大的气,总得不到亲人的理解,他才难受。当然,男人、女人都会因为压力而情志不舒,因为不得志而郁闷忧伤,而这些,首先会表现在脾胃上,再由脾胃而影响四方。明白了这个道理,便也知,调理脾胃是疗愈身体的一个捷径,因为它会带动四方。

胃的本性是什么?是阳明,也就是说胃的本性是特别热的,如果它不热,就无法腐熟食物。胃就像一个炉鼎,收纳万物,腐熟万物。我们年轻的时候很能吃,到老了慢慢地我们就不能吃了,然后人快死时,基本就不动胃气了,索性就不吃了,所以,胃也是一个人体气机是否活跃的标志。那么,什么会伤胃呢?

第一是情绪。生气、郁闷、忧苦等都会伤胃。凡是天天生气的人,最后一定会得胃病。你可以从不食寒凉,但谁敢说从不生气?!我也不敢说。胃为生气生血之所,生气郁闷先伤脾胃,后耗元精元气;暴饮暴食或胡乱减肥也是先伤脾胃再伤元精。当理想与现实不符时，胃酸会上逆。

第二是寒凉。冷饮、西药等都是寒凉。

第三是饮食不规律和吃饭太快。吃饭，应该细嚼慢咽，让嘴里的酶与饮食充分结合，可以减轻胃的消化负担。

所以，养护脾胃在于少思、少郁闷，不争强。如果多思、多郁、多争强能解决问题，你就争你就思，如果不能，就歇着，让伟大的时间化解一切！

胃寒的轻症是什么呢？就是脸上长青春痘，这些是胃寒轻症。关于青春痘，有个问题问下大家：假如两个小孩的生活状态是一样的，比如都喝冷饮，都有学习压力，那么是长青春痘的小孩身体好，还是不长青春痘的小孩身体好？一定是长青春痘的小孩身体好，脸特别嫩的小孩实际上是肺虚。为什么？我们说了，长青春痘是因为胃有寒，胃本身属于阳明，是阳气最足的地方，什么会造成胃寒呢？第一是郁闷，第二是冷饮。胃属于阳明，属于热，它一定要把这个寒消掉，热气上升，就会裹挟着寒邪向上走，走到哪儿呢？走到脸颊和额头，这两块地方都属于胃经。

怎么治呢？是用热药，还是用寒药？我告诉你，这两种方法都可以治好青春痘，但用热药宣散寒邪，是治愈法。用寒凉药是把阳明胃火向下压的方法，虽能暂时治没青春痘了，但嗓子会哑，而且青春痘还会反复发作。现在外面通常都是用后面这种方法，因为他认为长痘就是火，用寒凉药，就可以扑灭这个火。用了寒凉药后，里面就更寒了，寒到最后，火就没劲儿了，就升不上来了，青春痘就没了。可药一停，人的胃火又开始攻邪，所以，青春痘就复发了。老用寒凉药，最终会灭了胃火，年纪一大，就落下嗓子哑或胃痛的毛病。

一定要记住，治疗不等于治愈。开方子就是给你的生命开方向。方向错了，不仅去不了病，还可能铸成大错。

比如治疗小儿咳嗽，就有方向对错的问题。你若认为他是肺热，就会用寒凉药攻之；你若认为他是肺寒，就会用温散的药，所以看病最关键的是选择医生，而不是选择药物。所以求医问药，一定是求医在前，问药在后。小孩子若是肺寒，用了凉药就是寒上加寒，就有可能变成哮喘。过去西方也对肺痨没办法，开不了药，只好开方向：往南方去，往海边去，南方的热和大海的润，能让病人渐渐康复。

胃过寒的话，过寒则难化，胃气本来应该下行，一旦胃气凝滞，则不动，则呆，久之，成口臭，再兼郁闷，阳气虚弱，则阴寒泛滥，就是溃疡，或称幽门螺旋杆菌等。胃的上口是贲门，下口是幽门，所以幽门螺旋杆菌，绝对属于阴寒。听说对治这个病，西医让你三种药一块儿吃，西药的特性就是寒凉，以寒治寒，就比较危险，寒过凝，就是肿瘤。先前我讲过青春痘的治疗，要用热，破寒或化寒。要帮助阳明热，而不是助阴邪。寒凉药，首先伤胃。胃，寒邪实时，是口臭；气血虚时，是溃疡。久之，再兼生气郁闷，恐惧悲伤，就会生成肿瘤，这就是现在胃病特别多的原因。

只要生气就会伤胃，而生大气就可能得胃癌。有位来找我的女士就是患了胃癌，胃大半都切除了，我问她是不是总生气？她说跟家里人还好，但跟邻居生了一大口气。我说多不值啊，跟邻居生大气夺了大半个胃。可见人没法控制情绪，就伤身。我说过，凡大病，都跟情志有关。《本草新编》说到一味中药"泽兰"时有一句："女子善怀……郁无聊之气……，千般怪病，于此生焉。"此句甚妙！无聊之气，好的，因"情不知所起，一往而深"。不好的，因"恨不知所生，百无聊赖"。总之，女子一生，情绪为大，生也情，败也情。莫若好好读读《诗经》，年轻时学个"思无邪"，饱经沧桑后学个"情感的中庸"。不为无聊之气所困，安稳喜悦一生。

也就是说，大学之道，圣人之学，统统在讲养生，都在讲我们如何控制情绪，而达到一种理想的生活。学《黄帝内经》，是明生命之理，顺其自然。但人的欲望贪念导致不能顺其自然，所以人会因痛苦而生病。学《诗经》，关乎情怀、美育，是解决人生之痛的大药。

《诗经》里面最核心的，就是"思无邪"，思无邪就是情感的中庸。而情感的中庸，又建立在"活明白"上，活明白这事儿，真是顶顶重要了。母亲活明白了，就不摧残孩子了。妻子活明白了，就不轻慢丈夫了。丈夫活明白了，就知道体贴妻子了。你看，活明白这事

▶ 思无邪就是情感的中庸。

儿多重要。活明白后,你就少生气了,因为不值得。活明白的关键,在于明人性。

人性,有人的一面,也有动物性的一面,从脏腑看,世上无善恶,只有自私,由自私导致善恶。那如何对治自私呢?自强不息就对治自私,变自私为自强,只有自强的人,能够无私。而厚德载物便是认可世界是共生的,不仅要自己好,大家都好才是好。所以,学《易经》,能把头两篇乾坤二卦读懂,就是对自己的救赎。能容忍和接纳人的差异性,能化负能量为正能量,就是厚德。

守正道是很难的,稍有随意和苟且,就会歪那么一点儿,一次次、一点点地歪过去,就彻底偏离了轨道,人也就迷失了方向。所以有时候,要有点儿《红楼梦》里惜春小姐的冷心冷嘴:我清清白白一个人,凭什么叫你们带累坏了。"不作狠心人,难得自了汉",如若狠不下心,不仅把自己的清白拖累了,往往也帮不了别人。

味过于辛,筋脉沮弛,精神乃央。

上一节的"味过于苦,脾气不濡,胃气乃厚",是说过于苦降、苦寒,就抑制了脾的生发之机,就把脾和胃都伤了。

"味过于辛"这句的辛,就是辛散、辛润。过于辛散、辛润,就会"筋脉沮弛"。什么养筋脉呢？血，血是最养筋的。你拉筋的时候，筋脉会疼，疼，气血就过来补救，气血把筋濡润了，腿就不疼了。所以，锻炼为什么对身体有好处？因为锻炼可以激发气血。但过于辛散的话，气血就不足，筋脉就没有力量了，就是沮弛，就是松懈。气血一伤，"精神乃央"，"央"，通遭殃的"殃"，过食辛味，气血一伤，精神就遭殃了。

生活中的辛味是芥末，日本人吃生鱼必吃芥末，适当地食用芥末来宣散，是有好处的。每个人都体验过那种食用芥末时，其直通前额和大脑的辛窜的感觉。但过食辛辣，则伤气血。辣椒之所以不入药，就是让大家各取所需，不要太过。

中医认为，中药禀受天水而生长的药，入气分；禀受地火而生长的药，入血分。入气分的取其气；入血分的取其味。入气分的药走人体的清窍；入血分的药走人体的浊窍。比如大蒜，属于气厚的东西，入气分、走清窍，所以多吃大蒜，在上走眼睛，易害目；在下走前阴，小便有味。而辣椒，属于味厚的东西，入血分、走浊窍，所以多吃辣椒，在上走口腔，易口舌糜烂；在下走后阴，大便会痛快，但过度则辣痛。大蒜和辣椒都过于厚重，所以都不入药。人们只需根据自己的日常生活习惯食用即可。

中药里的辛味药很多，比如肉桂、白术、干姜、细辛，等等。这些都是特别有疗效的药。这里，只说下肉桂吧，西方人特别喜欢肉桂，在他们的饮食里，甚至面包、巧克力里都有肉桂，肉桂，有辛、甘、香、辣四气。其气热，却沉降，入肾、脾、膀胱、心包、肝经。同时守而不走，有温中补肾、散寒止痛功能，可以治腰膝冷痛、虚寒胃痛、慢性消化不良、腹痛吐泻、受寒经闭等症。在《上古天真论》里，我介绍过交泰汤，就是用黄连水冲服肉桂粉，专治心肾不交造成的失眠，很多人服用后，改善了睡眠。

十四 —— 谨和五味

> 是故谨和五味，骨正筋柔，气血以流，凑理以密。如是则骨气以精。谨道如法，长有天命。

这段翻译过来就是：因此谨慎地调和五味，会使骨骼强健，筋脉柔和，气血通畅，腠理致密。真能做到这样的话，骨气就精壮有力。严格地按照正道正法去做，就会长期保有天赋之命。

先讲下"谨和五味"。懂得这四个字，不仅是上医，还能做良相呢。

大家知道中国最早的医生叫什么吗？叫"食医"。最早的医生叫伊尹，有多早呢？公元前 16 世纪初，伊尹是商汤的宰相，辅助商汤灭夏朝，为商朝的建立立下汗马功劳。同时，他还是商汤的大厨师，用"以鼎调羹""调和五味"的理论来治理天下，老子所说的"治大国若烹小鲜"般的人物，就是指伊尹吧。作为商汤的大厨师，他写了一本书叫《汤液经》，这本书的意义何在呢？大家现在多多少少知道《伤寒论》了，可不知大家想过没想过，医圣张仲景的方子如此大气、成熟，究竟源自何处呢？现在有人推断，张仲景的方子跟伊尹《汤液经》有渊源。因此《汤液经》有可能是方书之祖。

有人将黄帝、神农和伊尹合称为生命之道的"三圣人"，"医之为道，由来尚矣。原百病之起愈，本乎黄帝；辨百药之味性，本乎神农；汤液则本乎伊尹"。别小瞧这句话，实际上，这句话指出了中医学的三个内涵：医理、药性和方书。医理，源自《黄帝内经》；百药性味，源自《神农本草经》；方剂书，源自《汤液经》。三大圣人，为中医学定了调调，指明了方向。所以，有人赞叹此三圣人，"拯黎元之疾苦，赞天地之生育，其有功于万世大矣"。后面还有一句"万世之下，深于此道者，是亦圣人之徒也"，是说，万世之后，有精于医道的人，也是圣人的徒弟啊。咱们先当学生，先学会自救，等能够利他时，争取当圣人的徒弟。

既然说到这儿了，咱们就先了解下中医有哪些先师吧。清朝有个先医庙，里面的排序是这样的：中间供奉伏羲，左神农，右黄帝。

其中，第一个圣人是坐正座的伏羲。他对医学的第一大贡献就是钻木取火。在火发明前，人们吃生食会造成多种疾患。燧人氏造火后，火化腥臊而为熟食，所以老百姓的各种腹部疾病大为减少。

伏羲对医学的第二大贡献是创立了八卦。八卦奠定了中国人的一种传统思维方式——取象比类，即运用带有感性、形象、直观的概念和符号表达世界，并通过类比、象征方式描述世界，这种思维方法又称为"意象"思维方法。

这里对"取象思维"稍微展开说一下。中国古人认为，用有限的生命去认识世间万物的最好方法就是取象思维，即通过打比方的方法。《易经》

的八卦就是把事物挂出来让大家来认识，比如有代表天的卦，有代表地的卦，等等。卦象也好、意象思维也好，其实并不高深莫测，但它需要我们有一颗纯真的、充满想象和热爱的心。

由于伏羲画八卦，把天地分成阴阳四象八卦，这样便使得水火升降之气、百病之理开始有了理论的依据。比如说什么叫心火，什么叫肾水，这些东西在伏羲画卦里都有所体现。所以说伏羲对中国医学的贡献当为第一大。

在先医庙里，还有《黄帝内经》里黄帝的九位老师，比如岐伯、伯高、少师、太乙、鬼臾区、俞跗、少俞等，然后就是伊尹、扁鹊、仓公淳于意、华佗、张仲景、皇甫谧、王叔和、抱朴子葛洪、真人孙思邈等，这些都是我们在《黄帝内经》之外要了解一下的人，对我们深入学习医理，会很有帮助。

咱们回来接着说伊尹这位了不起的人，他，是有甲骨文记载以来的第一位帝王师，同时又是商汤的第一大巫师，又是中国历史的厨祖，集政治、医学、教师、厨师于一身，大家都知道范仲淹的一句话：不为良相，即为良医。大概就是以伊尹为榜样吧。据说当年范仲淹到庙里求签，想当良相，神仙不许。随后又求签当良医，神仙还不许。人们就纳闷，说良相和良医，相差那么大，你干吗求这两个啊？范仲淹说："能为天下百姓谋福利的，莫过于做宰相；倘若做不了宰相，能以自己的所学惠及百姓的，莫过于做医生。"

而真正把良相、良医做到一致，上医治国的，就是伊尹。一个医生能把调和五味的功夫做到极致的，即可以治国。你看现在的新闻报道中，很多治理国家的名词，全是中医词汇，比如我们要给经济形势"把脉"，我们要好好地"诊断"问题，开出"良方"，我们要"调和"各方面的力量等，都是中医词汇。伊尹怎么说呢，说烹调美味，首先要认识原料的自然性质："夫三群之虫，水居者腥，肉玃（绝）者臊，草食者膻。"即，鱼虾这些水生的东西，腥味就比较重，食肉动物，其肉质就有点儿臊，牛、羊一类食草的动物，膻气就比较大。各种原料有各自的本性，先把握好本性，才能找出好的处理方法。

具体处理方法是什么呢？伊尹说要靠三样东西：水、火和味（五味）。要想去除这些食物中的怪味，首先要靠水和火，通过掌握适当的火候和控制用水的比例来去异味；其次要通过酸辛甘苦咸这五味的调和来达到去除异味的目的。"凡味之本，水最为始"。也就是味道的根本在于白水，也就是以无味、淡味为最高境界。而"五味，九沸九变，火为之纪，时疾时徐。灭腥去臊除膻，必以其胜，无失其理"。就是说，烹调五味三材，第一要讲究水，第二要讲究火候，第三，要懂五行五味生克之理。

五味调和是中国烹饪艺术所追求的最高境界，其实我们老百姓天天做饭的时候也都会用到，只是我们"日用而不知"，没有在意这背后的原理。

比如如何去掉鱼虾等海鲜的腥气呢？我们平常做这些食物的时候都会用到醋、姜和料酒，这几样东西就是很好的去腥之物。再比如我们炖牛羊肉的时候，都知道要多放一些葱、姜、大料，这些东西既可以去掉肉食中的臊味和膻气，还可化肉食，使我们既觉得好吃，还容易消化，对身体的健康有利。

煮药，如同烹调食物，何时用大火，何时用文火，何时加水，有先下后下，放药的次序，以及药的用量等，都有所不同，在千变万化之中，自有美味，自有真谛。

而中药开方的依据，也是因循伊尹调和食物的原理。伊尹根据五味入五脏的原理，将食物以君臣佐使配伍，以寒热温凉调性，一改上古用单味药治病的方法，开始了以《汤液经》为依准的复方（也就是配伍组方）治病的方法。

我们拿一味汤来举例说明食物的配伍与调和之道。懂些养生之道的人都知道，就是"当归生姜羊肉汤"，其中，生姜可以帮助人体的阳气生发，而羊肉是补阳的食物，当归可以补血，这也是中医里很出名的一个成方，出自汉代张仲景的《金匮要略》，该汤在冬至前后喝，既可以调气补血，又可以补阳。

是故谨和五味，骨正筋柔，气血以流，腠理以密。

调和好五味以后，会得到几大好处呢？第一骨正，第二筋柔，第三气血都能保持流畅，第四腠理皮肤都很紧致。你看，调和五味有多么重要，前面一段讲了五味过度对身体的损害，这里说"谨和五味"后，对生命有无限益处。

而更大的好处还在后面。这一篇的最后一句是"如是则骨气以精。谨道如法，长有天命"。"骨气以精"，就是骨气精壮有力。"谨道如法，长有天命"就是严谨地守着这些道，而且按照这道理去做，也就是说，光有道不行，你还得做，做就叫"如法"，就会长期保有天赋之命。

讲到此，第三篇终于算讲完了。

可五味如此重要，所以关于五味，还得探究一下。在《黄帝内经·灵枢》里面恰恰有一篇《五味》，另有一篇叫《五味论》，可见《黄帝内经》对五味的重视，正好我们可以用来"以经解经"，就是再用《灵枢》解释一下"五味"。

咱们翻开《灵枢·五味》，看头两段。"黄帝曰：愿闻谷气有五味；其入五藏，分别奈何？"是说，黄帝问：粮食有五味，入五脏，各入哪一脏？伯高曰："胃者，五藏六府之海也，水谷皆入于胃，五藏六府皆禀气于胃。"这句话把胃的重要意义说出来了，胃是五脏六腑的大海，就是胃等于把五脏六腑全包含在内了，这是在强调胃的重要性，所以伤脾胃就是伤五脏六腑。水谷入于胃，并由胃给五脏六腑供给"气"和"血"。所以，我们人体内部跟外界沟通交流的一个重要渠道就是胃，而皮肤、九窍是和天地沟通的另一个渠道。伯高接着说："五味各走其所喜，谷味酸，先走肝；谷味苦，先走心；谷味甘，先走脾；谷味辛，先走肺；谷味咸，先走肾。谷气津液已行，营卫大通，乃化糟粕，以次传下。"这句是说五味入于五脏后，气化为津液，营血胃气都充足通畅，也有力气化糟粕，按照次第、顺序，在身体里运化。

黄帝接着问："营卫之行奈何？"就是营血卫气都是怎样运行的啊？伯高曰："谷始入于胃，其精微者，先出于胃之两焦，以溉五藏，别出两行，营卫之道。其大气之抟而不行者，积于胸中，命曰气海。出于肺，循喉咽，故呼则出，吸则入。天地之精气，其大数常出三入一，故谷不入，半日则气衰，一日则气少矣。"

伯高这段回答非常重要。他说：水谷入胃，就是我们吃进东西，运化成精微的，向上供给上焦和中焦，用来灌溉五脏。精微化成两部分，一部分是精血，一部分是卫气。那些抟转运化在胸中的，叫作胸中大气，也称之为"气海"。这里的气海不是指脐下 1.5 寸那个穴位"气海"，而是说，胃也是气海。你要老觉得自己气少、短气，那就是胃这个气海伤了。胃气足，则胸中有气如大海，万物从中生，万物从中化。这个气，有一部分从肺部出去，沿着"喉咽"。他为什么说"喉咽"而不说咽喉？记住，他这是从下往上说，叫喉咽，喉咙是管道，咽是管道的上口。先走喉咙，后走"咽"，你看古人写书讲究不讲究？太讲究啦！水谷精微出喉咽，与天地之气交换，其表现形式是：呼出，吸入。所以这里要注意的是，我们呼吸所说的气，一部分是水谷精微变化的气，一部分是外部的空气，一呼一吸之间，水谷精微之气与外部空气交换，完成新的气化。这也是有的病人临危时你就是上呼吸机也救不了他的原因，因为他里面已无水谷精微之气，或胸中大气已绝，再也无法与外界沟通交换。

伯高最后的结论更为有意义，天地的精气，一般是"出三入一"，也就是耗散多，补给少。出三入一，就说明生命走的是一条消耗路线，因为是消耗路线，所以一定要好好吃饭，要通过吃饭把这个消耗补回来，如果不吃饭，就半日则气衰，一日则气少矣。是说你如果半天不吃饭，气就衰了，一天不吃饭，气就少了。关于"出三入一"，我们怎么办呢？我年轻的时候，有一位老师曾经教过我一个功法，就是走路的时候"吸吸呼"。就是走路时甩胳膊，吸两口呼一口，比如说"吸"，这是吸一口，气儿别断，第二个"吸"，就把气儿提起来了。然后再"呼"一口，然后再吸、吸、呼，一路走下去。因为我们平常都是出三口、入一口，弄成吸吸呼、吸吸呼，至少能找补点儿回来。应该效果还不错。

"故谷不入，半日则气衰，一日则气少矣"这句话，让我对目前兴盛的"辟谷"有点儿担心。如果半日不吃饭则气衰，一日不吃饭则气少矣。也许辟谷的人会说，我只是不吃饭，但我吃气儿。强化呼吸没有错，可就算是吃气儿,也得是胸中大气和天地自然之气有个交换不是?可胸中大气还是来源自水谷精微啊!光有天地自然之气,没有胸中大气,天生的神仙可以活,普通人,照样没的活。在希腊神话里有个故事,说地下的冥王劫走了农业女神的女儿,如果这女儿没有吃地狱中的食物,是完全可以走出地府的,但不幸的是,这女孩还是吃了地府里的四颗石榴籽,于是,她每年有四个月的时间要待在冥界,剩余的时间则在人间与母亲一起生活,这也是为什么每年冬天人间大地荒芜的原因,那是因为农业女神在思念亲爱的女儿。听完这个故事,希望大家能明白些,我们已经吃了这地界的食物,我们便有至少半条命属于这地界,这就是食物与我们性命的关系。

所以,头几天辟谷应该还是没问题的,因为身体里还有原先积攒的能量,慢慢把这些能量消耗完了,人会变得清癯一些,人体垃圾也会代谢掉一些,但如果辟谷时间太久的话,对五脏六腑、胸中气海、脾胃原本的运化路径都有可能是一次重创,修复起来是不容易的。甚至气血的减弱也许还会影响脑子,人生想法都有可能发生重大变化。这也是我提醒大家要慎重的原因。

关于《灵枢·五味》这一篇,咱们再讲两个问题。

一个是,"黄帝曰:谷之五味,可得闻乎?"即,粮食的五味,是什么呢?伯高回答:"五谷:秔(jīng,同"粳")米甘,麻酸,大豆咸,麦苦,黄黍辛。"

《黄帝内经》时代的五谷，是粳米、麻、大豆、麦子和黄黍。其中，粳米，甘味，入脾。麻酸味，入肝。大豆咸味，入肾。麦子苦，入心。黄黍辛味，入肺。其中"麻"是什么，我不知道。大医学家孙思邈曾说："安身之本，必资于食。救疾之速，必凭于药。"人要想安身，让身体好，靠的是食物。粮食和药的最大区别，在于药有偏性，食物是平性，所以食物之性都带有"甘"字，"甘"就是平性的代称，比如粳米其性甘凉，麦子其性甘温等。

先说米面，米性甘凉，入脾。米的最佳食用方法是煮粥，粥里最有营养的是米油，性滑，最养脾胃。有一个年纪很大的老太太跟我说：我一生最疼孩子，舍不得吃喝，喝粥只喝那点儿稀的，米都给孩子吃了，可他们命薄，都先我而去了……我想，她能长寿，多少和她总喝米油有点儿关系的。可现在又不让吃米油了，认为米油最容易使血糖、尿糖增高，得，这么好的东西又被专家灭掉了。还有一个好东西也被专家灭掉了，就是猪油渣，这是太香、太壮身体的东西啊！奶粉不安全时，我倒劝小宝宝喝米糊、米油，就好了。

面性甘、苦、温，入心。小麦冬种夏收，得一年四季之气，尤其得夏气，所以麦子大补心气，心气又跟脑子相关，所以多吃面食的人一定聪明，比如晋商。你们天天想让孩子聪明，然后天天给孩子吃聪明丸，那就是傻，哪有什么聪明丸啊？孩子先天聪明不聪明，看任督二脉，看精髓足不足；后天聪明不聪明，看脾胃，脾胃好，又喜吃面食，自然笨不到哪里去。怕你不知面的好处，节气关键的时候，还得提醒你吃面，比如冬至饺子、夏至面。

再说黄黍，应该是一种黄黏米，其味为辛，入肺。有人会说，黄色不该入脾吗，黄黏米为什么为肺所喜欢呢？土生金呗。黄黏米不仅古人爱吃，其实今人也爱吃，比如北京早餐摊上的炸糕，这东西对穷人还有一个好处，黏性的东西难以消化，所以经得住饿，吃炸糕能顶一天，且化不了呢。

大豆甘咸，入肾，因为古人认为豆子的样子就是入肾的，腊八那天就得煮各种各样的豆粥，还得施粥，为什么？因为到了腊八就是最寒冷的，腊七腊八，冻掉下巴，元气足才能御寒，元气藏于肾，所以冬天从腊八开始你要天天滋补肾。过去中国文化讲滋补肾不是靠吃滋补药，而是要靠多吃豆。但身体弱的人不能多吃豆，消化不了。

《灵枢·五味论》中还说："肝病禁辛，心病禁咸，脾病禁酸，肾病禁甘，肺病禁苦。"

肝病，为什么要禁食辛味？肝喜酸，肺喜辛，肺金克肝木，所以，肝病不能多食辛味之物。心病，要少吃咸味的食物，因为肾水克心火。脾病，就不要吃酸味的食物，因为肝木克脾土。肾病不要吃甜的食物，因为脾土克肾水。肺病，不能吃苦味的食物，因为心火熔肺金，且苦味主降，食用了苦味的食物，就会使本来就不足的肺气宣散不出来，导致病情加重，对身体造成更大的损伤。

食物如此，那么药物也如此吗？不见得。因为中药讲究配伍，配伍过后，会产生新的性与味，所以不见得肝病药里就不能有辛味的干姜、细辛等，也许正是这种生克恰恰可以治病，所以，在对治厥阴肝经的方子里就有当归四逆汤，而这个汤里就有细辛和生姜，而学医，最怕认死理，一僵化，话就说不下去了。

比如，现在中医热，好多人蜂拥着去学扎针啊，拔罐啊，艾灸啊，若医理没学透，扎针什么的，就是个皮毛。我曾经带着学生跟民间师傅学针法，师傅针法高不高，第一看诊断和取穴配伍，第二看指力。任何学习都有死法和活法的区别，就说取穴吧，死法都是按经络图取穴，活法呢，是按气取穴。经络是气的通道，穴位是气机的转枢点，人体气血不同，气血流注的快慢也不一样，穴位深浅也不一样，针是顺气而行，还是逆气而往，入皮、入肉，还是入骨，结果都不一样，可这些，现在没人讲、没人带，学生就很可怜。当年那师傅，总是隔着棉裤扎针，学生扒下裤子找穴位也找不着，师傅扎针前先观针气，再观病气，第一针下在哪儿、最后一针下在哪儿，起针时，先起哪儿、后起哪儿，思路是怎样的，学生统统看不明白，就只看见病人一两针即病愈，所以那些医学院的硕士生、博士生郁闷死了。而这些，其实都不过是对气机的把握。所以你要想真正地扎出一手好针来，一定是靠气找气，这个才叫活法。

有一次，师傅教大家扎脊柱上的一个穴位，说这个穴位能治400多种病，学生们可高兴了，我就在旁边琢磨，为什么这个穴位能治那么多病呢？翻阅书籍后，突然明白了，那穴位叫"神道"，神走的道，能不灵吗？！往深里说，就是调神、调元气来治病，一定比激素还灵啊！那神道附近还有个穴位叫"灵台"，那用"神"和用"灵"又有什么不同呢？大家可以好好思考下。学习呢，就是要弄清楚为什么，原理是什么，而不是只学一个招数。

关于五味，《灵枢》还有一篇《五味论》专门讲原理。咱们看一下。

黄帝问于少俞曰：五味入于口也，各有所走，各有所病。酸走筋，多食之，令人癃；咸走血，多食之，令人渴；辛走气，多食之，令人洞心；苦走骨，多食之，令人变呕；甘走肉，多食之，令人悗心。余知其然也，不知其何由，愿闻其故。

你看，黄帝跟我们的不同是，他不单纯要结论，他还要探寻原因。

可贵的是，少俞针对所有问题一个个地回答了。首先是酸味如何损伤身体。

少俞答曰：酸入于胃，其气涩以收，上之两焦，弗能出入也，不出即留于胃中，胃中和温，则下注膀胱，膀胱之胞薄以懦，得酸则缩绻，约而不通，水道不行，故癃。阴者，积筋之所终也，故酸入而走筋矣。

"酸入于胃，其气涩以收"，是说酸入于胃，其气是收涩的，这个收涩之气就会约束上焦中焦，出不去，就滞留在胃里，下注膀胱，膀胱又薄又软，得酸收之气就会挛缩，如此便水道不通，得癃闭之症。癃闭，就是尿不出尿来。前阴，是宗筋汇聚的地方，肝主筋，所以说酸走筋。不仅肝主筋，而且"膀胱主筋所生病"，而筋最怕酸收之气。不知道大家见过癃闭的病人吗？人死之前有两个相，要不是撒不出尿来，要不就是大小便失禁。先前说过，尿都是膀胱气化功能强喷出来的。肾阳已绝，膀胱气化没有后，人也就快完了。

前面还讲过，男人是精与尿走一条道儿，所以他的理性必须特别强，你想想，上个厕所都得"扳道岔"，他得多累啊！所以女性别对男人要求太高，要通过对他生理结构的认知，对他们宽容和理解。而且他们临死前就扳不了"道岔"了，所以就是精和尿一起"哗哗"流走了。

有些人老了以后，到了特别冷的地方就突然尿不出来了，怎么办？烧一大缸热水，然后里面搁上大葱绿绿的葱管和葱白，然后慢慢坐下去，让水一点点热上来，葱管有通尿道之宜，等有尿意了，千万别急着出来，因为外面肯定比水里面的温度低，就会再次受寒，把尿憋回去了。所以要想把这病彻底治好，就直接在桶里把这泡尿尿了，这件事才算彻底解决了。

黄帝曰：咸走血，多食之，令人渴，何也？少俞曰：咸入

于胃，其气上走中焦，注于脉，则血气走之，血与咸相得，则凝，凝则胃中汁注之，注之则胃中竭，竭则咽路焦，故舌本干而善渴。血脉者，中焦之道也，故咸入而走血矣。

关于过食咸味令人渴，少俞的解释是：咸入胃，其气上走中焦，流注于血脉，则血液黏稠。血凝，就需要胃中的汁液去化它，如此，胃中津液就不足，津液不足，就咽喉焦灼，就舌干口燥，善渴。血脉是中焦化生的精微输布周身的通道，咸味液上行于中焦，所以咸味入胃后，就走人血分。

黄帝曰：辛走气，多食之，令人洞心，何也？少俞曰：辛味入胃，其气走于上焦。

上焦，是接受中焦的水谷精微，而营养上焦诸阳。过食葱、姜、韭菜等辛味，就熏蒸上焦，卫气营血都会受到影响，辛味久留胃中，心，就会出现空洞心慌的感觉。同时，辛味主宣散，大量出汗也伤心。

所谓洞心就是心里发空。心，本来孔窍就多，再吃这些辛散之物，窍收不住，心就空了。心空了是什么表现？叫"心如悬，若饥状"，有点儿像低血糖，心神恍惚，或有强烈的饥饿感。关于最后一句"辛与气俱行，故辛入而与汗俱出"，在生活中真见过，有人一见辛辣就冒汗。

黄帝问：苦走骨，多食之，令人变呕，何也？少俞曰：苦入于胃，五谷之气，皆不能胜苦，苦入下脘，三焦之道，皆闭而不通，故变呕。

"苦走骨，多食之，令人变呕"，吃多了苦味的人就会吐，为什么呢？古人不嫌麻烦，有问，必有答。所以我告诉大家一个秘密，《黄帝内经》和《伤寒论》其实都是学习笔记。老师先讲，底下学生记，然后学生再提问，老师再解释。最早的经典都是问答式的。

少俞说苦味入了胃，苦降，然后"五谷之气，皆不能胜苦"，这句话多重要。五谷之气，只要是五谷就战胜不了苦味，所以苦味的东西对我们身体是不要多吃的苦寒之剂。苦味接着往下走，走"下脘"，下脘就是中脘，中脘以下是腹部，所以苦味是往腹部走。三焦的通路都受其影响而气机阻闭不通利。三焦不通，胃内食物不得通调、疏散，胃气因而上逆，形成呕吐。因为底下走不下去了，就会往上呕，叫"变呕"。

讲一下"苦走骨"，脾胃因五味过苦而不能收纳精气，骨头不得所养，因此苦味伤骨。牙齿是肾的余气所变现，牙齿好不好在很大程度上说明肾的情况，为什么小婴儿在妈妈肚子里都没牙呢？人只有最小的时候和最老的时候没牙。小婴儿没牙，是因为肾气尚未发动，而且憋得住，他什么时候长牙就说明他什么时候肾气发动。而老人没牙，是肾气已绝。

最后少喻解释"甘走肉，多食之，令人悗心"。"令人悗心"是什么意思？就是令人烦闷。你看，人生不是只有外边的事情令人不高兴，吃得不对，人也不高兴。少俞回答说："甘味入胃后，滋腻中焦。"甘味不像苦辛咸那么偏性，不偏就柔和，因此胃气也柔弱，则不能达于上焦，而经常与食物一同停留在胃中，所以胃气也柔润。胃柔则气缓，气缓则容易化湿生虫，寄生虫因食甘味而在胃中蠕动，所以使人心中烦闷。甘味可以入脾，脾主肌肉，甘味外通于肌肉，所以，甘味善走肌肉。

关于五昳，讲了这几节后，估计大家都明白些了。第一，心火配苦味，肝木配酸味，肾水配咸味，肺金配辛味，脾土配甘味。第二，五味本身没问题，过度则伤身体。第三，可以利用五行生克来解决五味过度对身体的伤害。总之一句话，万物皆可利用，但什么都不可过度。

所谓阴阳，就是五脏为阴、六腑为阳；

所谓表里，就是五脏六腑互为表里，

比如心与小肠相表里，肺与大肠相表里等；

所谓雌雄，就是五脏六腑的先天夫妻……

把这些都了然于心，也就是明了道了。

下篇

金匮真言论

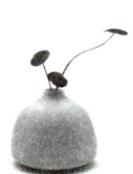

> 题解

现在我们开讲第四篇——《金匮真言论》。《素问》第一卷，共四篇：1.《上古天真论》以论寿限为中心，以天真为旨归；2.《四气调神大论》以论春夏秋冬为中心，以神气为旨归；3.《生气通天论》以论日运为中心，以阳气为旨归；4.《金匮真言论》，以论五脏运为中心，以四气阴阳为旨归。四篇题目，无一字言医学，但都在讲生命最核心的东西，精、气、神、阳气、五脏……把这些弄懂了，犹如天人。

我先讲一下篇目。金匮，实际上就是古代用金子打造的藏书柜，是古帝王藏书之器。表示珍贵如金，不可轻易外传。所以此篇结尾处有"非其人勿教，非其真勿授"之语，也就是说不遇到合适的人别教化他；不遇到真懂的人别传授他。我们都知道张仲景写了一本书《伤寒论》，其实他最初的原名叫《伤寒杂病论》，这本《伤寒杂病论》最后分成两部分，一部分叫《伤寒论》，一部分叫《金匮要略》，也是以金匮为名，形容此书的重要。真言，即见道之论，至真不易之言。凡是标题带"论"字的，都是在讲次第、次序，所以一定要掌握其内在逻辑。

第四篇很少有人去讲，其实，《素问》的翻译有，但逐篇逐字讲解的几乎没有。中国古代也有人做这件事，但他们会跳着讲，比如说这第四篇就很少有人讲。也许他认为不重要，但从篇名上看，这篇一定重要。

一

八风

> 黄帝问曰：天有八风，经有五风，何谓？岐伯对曰：八风发邪，以为经风，触五藏，邪气发病。

开篇就是黄帝的提问，在《黄帝内经》里，只要是黄帝提的问题，相对都是比较重要的。

什么是八风？《灵枢》里面专门有一篇《九宫八风》，这里面描述了一个奇特的场景，这个场景我们现在很少有人知道了。

首先是四正、四隅："冬至一叶蛰北方，立秋二玄委西南方，春分三仓门东方，立夏四阴洛东南方，招摇五中央，立冬六新洛西北，秋分七仓果西方，立春八天留东北方，夏至九上天南方。"其实这就是给九宫在增添新的内涵。这里面有三点：一是方位，二是术数，三是节气。北方冬至，其数为一；西南立秋，其数为二；东方春分，其数为三；等等。

《九宫八风》篇下面写的这段就有点儿让人匪夷所思了："太一常以冬至之日，居叶蛰之宫四十六日，明日居天留四十六日，明日居仓门四十六日，明日居阴洛四十五日，明日居天宫四十六日，明日居玄委四十六日，明日居仓果四十六日，明日居新洛四十五日，明日复居叶蛰之宫，曰冬至矣。"

（立夏）	（夏至）	（立秋）
☴ 巽四	☲ 离九	☷ 坤二
☳ 震三（春分）	中五	☱ 兑七（秋分）
☶ 艮八	☵ 坎一	☰ 乾六
（立春）	（冬至）	（立冬）

这就是传说中的"太乙飞九宫"吧。太乙，又称为"太一"，既是天神名，又代表北极星，又是古代通天彻地的大祭司。太乙行九宫法，采用五元六纪，360年为一大周期，72年为一小周期，太乙每宫居3年，不入中宫，24年转一周，72年游三期。这是干吗呢？

我们大家都知道，古代的皇帝，就是天子，是天的儿子，就要替天行道。行什么道呢？行的是天道，这个天道谁知道？这个天道的秘密又掌握在谁手里呢？就掌握在这个不出场的秘密人物太乙手中。他按照二十四节气，从冬至日开始，"飞九宫"，"太一移日，天必应之以风雨，以其日风雨则吉，岁美、民安少病矣"。这句是说，太乙追随着天道，天道也报之以风调雨顺，风调雨顺，则年岁平安，百姓平安。我原先说过，这个九宫图是中国传统文化里最神秘的图，它代表气运图。古代时，这是由极少数顶级人物掌握的天地的秘密，非我们常人所能知的。所以古人能推演二十四节气，能知宇宙大周期、小周期，就叫"明天道"，我们百姓呢，日用而不知，就叫"混日子"。

既然讲到这儿了，讲正文前，还得讲个闲篇，讲一下古代的占卜方式对我们整个文明内涵的影响。

在我国，至今所知的占卜方式基本上有四种：龟占、蓍草占、贝茭占、风占。占卜，在很多人眼里是迷信，在我眼里，是远古人类对世界的直觉的把握，也是远古人类的生存智慧和世界观。其中，龟占，蕴含着五行学说的发端；蓍草占，蕴含天地人观念和中庸思想；贝茭占，体现了原始的阴阳观念；风行于汉代的风占，则涉及对"气"的认识的深化。总之，占卜文化对中国文化核心内涵的发端有着不容忽视的意义。

先说"龟占"，是殷商时代最重要的占卜方式，在殷商人眼里，世界是以他们为中心的圆，在大量的甲骨文中，记述了殷商人对世界的解读。其思想内涵的核心，是五行。具体方法是，用一龟背或骨板，中间钻一个洞，然后占问四方。殷商，立都安阳，他们看待这个世界就是以自己为中心来看四方，我们讲《黄帝内经》的时候，经常会讲到东西南北，这就是从殷商时候确立的世界观，以自己为中心，广问四方之行，因此蕴含五行文化的开端。

龟甲之象与天地之象相应，天圆，地方，龟背圆而龟腹方；天有天文，龟背有甲文；天有四柱，龟有四肢，所以古人以龟为沟通天地之神灵。占，视龟卜之兆而问，卜，是烧灼龟背时的声音，或观察其中形成的裂痕。古人都是因疑惑而问，就如同我们现今，也是因疑惑而学。

谁战胜了殷商？周战胜了殷商，所以他绝对不会沿袭殷商的世界观，他要自立门户，他的占卜方式就是"蓍草占"，也就是八卦，也就是《易经》。所以蓍草占，也称"易占"。源自西北昆仑山文明，源自周文王和周公。蓍草占最能代表中国文化之高度、之九曲回肠、之忧思难忘、之深谋远虑。它比龟占复杂、烦琐，但复杂就能够详尽和广大，其中蕴含中国天地人三才文化和中庸思想。

所谓三才文化:《易》曰："立天之道，曰阴与阳；立地之道，曰柔与刚；立人之道，曰仁与义。"人在天地之间，也是取中道的原始意向。

又说："《易》，无思也，无为也，寂然不动，感而遂通天下之故。"——蓍草是植物，无心，故无思；龟是动物，有心而无为。无思无为则寂然而静，唯有"静"可以感、可以应，遂通天地之变化神明。

如果说"龟占"代表厚重的中原文化，"蓍草占"代表优秀的西北文明，那么"贝茭占"则代表轻灵的南方文化。贝壳，负阴而抱阳，鼓出来的那部分代表阳，凹进去的那部分代表阴，一个贝壳，就是一对阴阳。阴阳，不过是一个事物的两个方面，两种表现形式，而不是真有阴阳。贝茭占很简单，把两个贝壳，一起扔出去，一阴一阳之谓道，这就是上上卦。南方人四季劳作，没有时间像西北人那样用 50 根蓍草算来算去，无暇像北方人那样花费大量的时间来思忖一件事，所以取至简之道———一阴一阳，足矣。所以，讲阴阳、讲至简、讲无中生有……亦是南人——老子一贯的风格。只要想学阴阳，必须学老子的《道德经》。

有人会问：难道《易经》不讲阴阳吗？还真不讲，《易经》中只出现了一次"阴"字，还是通"荫凉"的"荫"。到了孔子撰写《易传》时，才用了大量阴阳语汇和思维。所以说，什么叫中国传统文化？中国的传统文化其实是中原文明、西北文明，以及南方文明的多重结合，是万物为我所用，而不是执于一端。

好，中国文化中，五行、中庸、阴阳这些概念都有了，还差个"气"，气是从何种占卜形式中产生的呢？汉代的风占。

风占，是汉代最风靡的占卜方法，比如《黄帝内经》里的《九宫八风》、飞九宫和二十四节气的应用。其实，"风"不过是"气"的另一种表达方式。风，吹散万物，并把种子吹向四面八方，所以，它是万物化生的重要介质，故，《易·说卦传》曰："动万物者，莫疾乎雷；挠万物者，莫疾乎风。"有雷之阳气发动，有风之轻扬鼓荡，万物胡不生？！

《说文·风部》解释风："八风也。……风动虫生，故虫八日而化。"《康熙字典·戌集下》说："阴阳怒而为风。"风以动万物，风以散万物。古人重视风，把它当作一种神来崇拜。中医的"风"是裹挟着"精"的前行，"精"足，风就稳定地生发，并在树杈的梢头形成灵的火焰，照亮生命的天空。"精"不足，风就飘忽不定，在上面就形成鬼火般的虚火，遮蔽了你的眼睛，溃疡了你的嘴巴，并搅浑心灵的天空。《黄帝内经》言："风胜则动。"人体阴阳不协调的抗拮则易形成"风"，此"风"收敛不住的话，就会造成肌肉的瞤动，就会战栗，就会有不能抑制的抖动。而能平息"风"动的，只有纯净、沉肃、营养富足的"精"。

《黄帝内经》一直在强调的，就是气候和地域对人的影响。这不仅体现在前几篇中，也体现在后面的七篇大论中。所以，这四种占卜方式，是组成中医思维和中医基本概念的最原始表达，不得不知。

占卜，无非是占吉凶。什么叫吉？就是对自己有利的；凶，就是对自己不利的，中国人忙的就是这四个字：趋吉避凶。而如何看待趋吉避凶，就是人生格局。如果你把吉凶看成阴阳，你就坦然，没有绝对的好，也没有绝对的坏，能在好的时候知道韬光养晦，能在坏的时候积极奋进，就是明白阴阳的转化。

前面这四篇其实非常有连贯性。所谓连贯性，就是《黄帝内经》的内在逻辑，把里面的逻辑弄清晰了，就可以趋吉避凶。比如做人的问题，你趋吉避凶靠什么？从五脏言，靠胆气。这个胆不是胆量，而是"中正之气"，因为胆为"中正之官"，你要趋吉避凶，就是看你守不守中正，唯有守中正，人才能趋吉避凶。

现在胆病的人特别多，胆因何而病呢？晚睡伤胆，凡是编辑工作者，凡是晚睡的人，胆都不好，因为胆气是夜里 11 点生发，你 11 点到次日凌晨 1 点不睡觉，正是胆经当令的时候，这时不睡觉，胆就会出现问题。还有就是不吃早饭也伤胆。但这些都不是最主要的原因，从"中正之官"的角度讲，凡是得胆病的人，都应该好好反省，你是不是常常不守中正？比如，遇事不敢担当，不能见义勇为；经常对朋友、对上司、对下属虚伪装假；对所有人，只知求索，不知报恩；经常对别人、对孩子道德胁迫、情感胁迫；诸多事情，皆属不正，这些都会伤胆之中正之气。总当不得罪人的老好人，你能不憋屈吗？人，只要憋屈，只要怨恨深，只要不得志，就伤胆。这些才是胆病的核心原因。《黄帝内经》表面上讲五脏，讲六腑，其实，它真正面对的，是人性。

做老好人，有时不仅不能趋吉避凶，反而会每每倒霉。你越做老好人，就越有人欺负你，而且，因为你做事没有原则，你便也没有朋友，渐渐地，你就孤苦无依，你就会活在阴暗的生活里，永无出头之日。胆气、胆汁，多么勇猛，但你的胆气败了，就化不掉任何生命里的渣滓，再加上人性的贪婪，就肙也救不得……总之，只要有贪心，有不正之心，人就没办法避凶。

黄帝问曰：天有八风，经有五风，何谓？

首先是黄帝发问：自然界有八风，经脉病变又有五风之说，究竟指什么呢？

天有八风，就是在九宫之中，人立于中宫，乃朝八风，他不只是看东西南北。如果只看东西南北，就还是五行，就还不宽泛。超越五行，就要看东西南北之外的四个角，东西南北叫四正，东北、西北、东南、西南这四个角叫四隅，视野开阔后，生命的维度也就开阔和丰富了。

《金匮真言论》为什么没有人讲？是因为很少有人知道它的内涵。再加上风占的失传，《九宫八风》篇几乎是排在《灵枢》最后了，很多人都不看了，所以人们就不讲这一篇了。

中国古人知道，这个世界是无法穷尽的，你所知越多，你的无知也就越多，所以，必须找到一种方法，以至简的方法来感知它、认知它，于是，就有了取象比类的方法，按照气，按照五行，按照八卦等，去归类、去寻找万事万物之间的关联。八风，就是从八个角度去看天。经有五风，就是用五行去看五脏经脉。

岐伯对曰：八风发邪，以为经风，触五藏，邪气发病。

岐伯回答说：自然界的八风是外部致病邪气，侵犯经脉，产生经脉的风病，风邪循经而侵害五脏，使五脏发生病变。

所谓八风，《九宫八风》说："风从南方来，名曰大弱风。其伤人也，内舍于心，外在于脉，气主热"，要点在于，南风叫大弱风。南方对应心，所以南方大弱风，内伤心，外伤经脉，其气热。南风大弱风，既然弱，也伤人吗？伤啊，而且还伤人体最重要的脏器——心，可见，心是最敏感、最禁不起"风"的一个脏器。当你心力特别弱的时候，这个南风就容易侵犯你，风邪停留在心上，这是风心症。而风邪在血脉的时候，心因为最能感知痛痒，所以会出现腠理痛痒证。南风，气主热，过热则伤血，心主血脉，所以南风虽弱，伤人也不轻。

"风从西南方来，名曰谋风。其伤人也，内舍于脾，外在于肌，其气主为弱。"——西南风叫谋风，谋，思虑也，过思则内伤脾，外伤肌肉，其气弱。

"风从西方来，名曰刚风。其伤人也，内舍于肺，外在于皮肤，其气主为燥。"——西风叫刚风，伤人比较重，西方对应肺，则内伤肺，外伤皮肤，其气燥烈。

"风从西北方来，名曰折风。其伤人也，内舍于小肠，外在于手太阳脉，脉绝则溢，脉闭则结不通，善暴死。"——西北风叫折风，内伤小肠，外伤手太阳小肠脉络，小肠经被伤，营养外溢，脉络闭塞不通，心与小肠相表里，人，可能会突然死亡。

在八风里，只有这一节西北风写得最凶险。小肠，在生命中的重要意义也很少有人讲。小肠盘曲于腹腔内,上端接幽门与胃相通,下端通过阑门与大肠相连,全长四至六米,分为十二指肠、空肠和回肠三部分,西医把它看作是食物消化吸收的主要场所。西医的描述是这样的:食糜由胃进入小肠,开始小肠的消化,由于胰液、小肠液及胆汁的化学性消化作用,以及小肠运动的机械性消化作用,食物的消化过程在小肠内基本完成,经过消化的营养物质也大部分在小肠被吸收。

那么中医怎么说呢?小肠,可以说是中焦与下焦的过渡,脾胃收纳食物,运化食物,小肠则负责把食物变成精华营养。要想把食物变成精华,要靠小肠的太阳气化力量。气化后的精华上输于心,下藏于肾,生命才有动力。所以中医称"小肠,受盛之官",人生,不过就是消化吸收,消化为阳,吸收为阴。小肠作为消化吸收的最重要部位,对生命的影响可以是致命的。为什么这么说呢?小肠的募穴是关元,募,就是聚集、汇合,就是说小肠之气要聚集在关元,而关元又是生命元气的出入之所,所以,小肠的功能与性命密切相关。

这种重要意义,在西医的描述里,就是担任体内最大的免疫机能就是肠道(小肠)。它主吸收,同时主布施营养。所以肠道健康,是维系人体健康的关键。而免疫力差的一个标志就是各种过敏症状。孩童如果总是服用抗生素,就会导致肠内菌群破坏,患过敏症的概率就高。

西北风叫折风,就是它侵袭了小肠后,就摧折了人体免疫力,人的生命就有危险。关于小肠，我们后面重点讲，此不赘述。

"风从北方来，名曰大刚风。其伤人也，内舍于肾，外在于骨与肩背之膂筋，其气主为寒也。"——北风叫大刚风，内伤肾，外伤骨头、肩背之膂，（膂，就是腰子上的肥油）和筋，其气寒。

"风从东北方来，名曰凶风。其伤人也，内舍于大肠，外在于两胁腋骨下及肢节。"——东北风叫凶风，内伤大肠，外伤两胁、两肋及骨头，还有腿部关节。

"风从东方来，名曰婴儿风。其伤人也，内舍于肝，外在于筋纽，其气主为身湿。"——东风叫婴儿风，正东对应的是肝，所以东风之邪气，内伤肝，外伤筋结，因为肝主筋。其气主身体湿重，肝气被憋，生发不起来，就是湿。

"风从东南方来，名曰弱风。其伤人也，内舍于胃，外在肌肉，其气主体重。"——东南风叫弱风，内伤胃，外伤肌肉，其气主人身体沉重。

"此八风皆从其虚之乡来，乃能病人"，此句是说，八风侵扰的都是虚弱的人，你如果强壮，什么风都不惧。只要你虚，要么虚在表，要么虚在里，如果正逢其风，人就会受到伤害。所谓"虚之乡"是指病都走老根儿，假如你从小得过肺病，那么，肺就是你虚弱的家乡，将来只要得病，就会先从肺起。

这一段描写八风对人的伤害，从对八风的命名里，我们就能看到不同方向的风对人的影响。这段里最后一句话非常重要，八风都从人虚弱的地方侵入，所以能使人生病。

其实，这一段就详细地解释了岐伯的回答，八风岂止伤五脏，六腑也伤啊！

要想把这些弄清楚，还得看九宫图，然后把东西南北什么的往上填就好办了，这张图，一定要烂熟于心，还有其中对应的数字。经常有人问我，《易筋经》里的"青龙探爪"为什么要做三次？"推窗望月"为什么要做七次？等等，其实，你只要知道九宫图就成了。九宫图的数字口诀是：戴九履一，左三右七，二四为肩，六八为足，中间是五。"青龙探爪"做三次，是因为左为肝木，肝木的术数为"三"，所以只要想解决肝的问题，都要以"三"为倍数。"推窗望月"做七次，就是右肺的术数是"七"，由此便知"推窗望月"这个动作就是要解决肺的问题。把这些弄懂了，好些好似神秘的事物，其实一点儿都不神秘。自己懂得少，又有贪心的话，自然被人骗。要想不被人骗，就多问几个为什么。

九宫图，就是中国式魔方，每个格里都可以装很多东西，能装在一起的，彼此瞅着都面善投缘，为什么呢？因为"同气相求"。比如所谓"南"，是离宫，是中女，是心火，是夏至，是术数九，等等。所以见着这个，就要联想起那个，这才是学传统文化的路数，别一说南方，就以为指南方，而是要想到心，想到术数"九"，想到离宫、"中女"等才行。平时学习，对你的要求是举一反三，学中医，你得举一反四、反六，举一而知十。举一反三，是指一个屋子四个墙角；学中医，那就是天文地理无所不包，是一个奇妙的多维的房子，无数的边边角角。

大家一定都听说过诸葛亮借东风这个故事。这件事的奇特在于那时正好是冬天，刮的都是西北风，而曹军正位处西北，周瑜若火攻曹营，只会烧到自己。于是有那么一句："欲破曹公，宜用火攻；万事俱备，只欠东风。"冬天怎么求东风呢？诸葛亮做到了，是他会呼风唤雨吗？不是，是他懂天文地理，尽管现代有人关于这件事做出过各种各样的解释，但都忽略了一个重要的因素：时间。他火烧连营的那个日子极为特殊，诸葛亮对周瑜说："我十一月二十日甲子祭风，至二十二日丙寅风息，如何？"古代都是阴历，阴历十一月即阳历12月，冬至一般是12月21号，诸葛亮的十一月二十日甲子至二一二日丙寅期间，正是冬至时节，诸葛亮知道冬至一阳来复，阳气来复时节，会有东风浩荡，所以他就用了这一天。现在这个世界有没有高手不知道，但诸葛亮一定是占风占星的高手。如何天人合一，中国古代是有一套实操系统的。所以，很多事有没有是一回事，学不学又是另一回事。

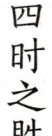

四时之胜

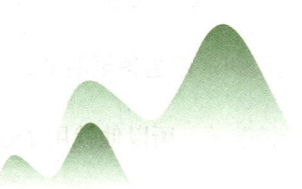

> 所谓得四时之胜者，春胜长夏，长夏胜冬，冬胜夏，夏胜秋，秋胜春，所谓四时之胜也。

"所谓得四时之胜者"，什么叫得四时之胜？胜，就是克，经典就好在这儿，它会告诉你"四时之胜"是什么——就是春胜长夏，就是木克土，长夏，是炎热的暑天。长夏胜冬，就是土克水。冬胜夏，就是水克火。夏胜秋，就是火克金。秋胜春，就是金克木。而这，就是四时相克的规律。

这里边有个大问题，就是长夏的问题。长夏，首见于《黄帝内经》。中医有五行学说，而四时配五行时，就缺了一时。比如木配春、火配夏、金配秋、水配冬。春夏秋冬都得其配，土怎么办？和谁相配呢？而"土"又是如此重要。于是，中医文化按一年四季各占90天为由，要求四季各拿出18天，共72天，给长夏，以配土。如此，一年四季变五季，每季72天，五季共一年360天。而肝、心、脾、肺、肾五脏，配五季中之春、夏、长夏、秋、冬。理由是，四时若无长夏之"化"，则草木虽荣，而终不成果实，秋既无收，冬亦无藏。脾主长夏，为后天之本，运化水谷则生机可得。也就是说，光有春之生发，不成；有夏之生长、秋之收敛、冬之收藏，都不行，一定要有长夏之"化",才成。所以,四季都要各贡献出 18 天,以成其化。就像我们的人生,光有少年、青年、壮年、老年还不够,每一个阶段都要有"化"我们成熟的东西,来帮助我们转换,才有真正的成长和成熟,没有这个"化"的力量,有的人一辈子可能都停滞在某一阶段,比如,有的人一辈子都是孩子,或一辈子都是生瓜蛋子。

具体怎么"化"呢?用人体来讲,脾为人体的后天之本,五行属土,居中央为中土,与长夏之气相通,主气为湿。其实,长夏有湿,还有热,这里的"湿"和"热"不是邪气,而是一种正常的生命状态。没有中焦之"湿"的腐熟、发酵、蒸腾,生命无法升华。而过湿,过热,或过寒,就是邪气,就阻碍了长夏的"化"气,就是对长夏之气的破坏,也是对生命成长的破坏。

长夏一般与三伏天相合,暑湿盛行,极易伤人体阳气。过湿为阴邪,易阻气机,损伤阳气,其性重浊黏滞。上一篇《生气通天论》说:"因于湿,首如裹。"即说湿邪袭人,让人头重如裹、身体疲惫、四肢酸楚。就身体内部而言,湿与脾阳是一对抗衡力量,二者力量相当时,湿是好湿,如果脾阳虚弱,机体就无力运化,好的湿就变成无人控制的湿邪,就会致水停湿聚,湿邪下注,就会引起下肢水肿、湿疹等症。

为了避免长夏湿邪泛滥,第一,不能伤脾。最伤脾的,就是思虑,所以长夏要给自己的身体和精神都放放假,天热,多喝茶,多打盹,少想事儿。第二,防湿防潮。保持身体舒适干爽。第三,避暑防凉。暑湿袭人,最难受,可以用空调抽湿、降温,但不可过分贪凉。而我,已经多年不用空调,只用风扇。第四,有些食物、中药可以健脾化湿,但不懂就不要过用,比如红豆、薏米虽祛湿,但难化,对脾胃是个负担,所以要慎用,尤其不适宜小孩子吃。荷叶粥什么的,就能清凉解暑。

现代人们把藿香正气当作祛暑的良药,怎么说呢?如果出现了胸闷、腹胀、吐泻,或脾湿胃浊引起的食欲不振、舌苔厚腻、腹泻、恶心呕吐等症,可以用藿香正气丸和藿香正气散,但我不建议用藿香正气水,因为里面的酒精含量有些高。相较而言,前两种相对安全。我个人认为,更安全的是理中汤,因为理中汤就是张仲景为暑湿瘟疫而出的一剂良方,理中汤属于经方,藿香正气是时方。经方比时方好。

关于中暑,老农民天天在地里,怎么不中暑?咱们天天养尊处优的,遇暑湿,就恶心呕吐,浑身无力的。所谓中暑,就是中焦憋着了,上下不交通,所以会上吐下泻。而且体表也紊乱了,大汗伤了血,空调又憋了皮毛。总之,是因为里虚。我们不愁吃不愁穿的,是怎么虚掉的呢?是我们的生活方式出了大问题,天天喝凉的,天天熬夜,成天郁闷,还对时事焦灼,夏天阳气浮越在外,里面脾胃虚寒,一进暑,人就容易有呕吐、腹泻的毛病。

藿香正气丸的基本组成:广藿香、紫苏叶、白芷、炒白术、陈皮、制半夏、姜制厚朴、茯苓、桔梗、甘草、大腹皮、大枣、生姜。其方以紫苏叶、白芷发表解汗,并增强藿香理气散寒之力。苍术、厚朴、大腹皮燥湿除满;

陈皮、半夏行气降逆,和胃止呕;配桔梗开胸膈;用茯苓、甘草健脾利湿,加强运化功能。各药配合,使风寒得解,湿滞得消,气机通畅,胃肠调和。共奏解表化湿,理气和中之效。按说此方也算可以,但我感觉还是太用力了,虽然面面俱到,但未必结果好,就像王熙凤,什么都管了,用尽了精明,最后也没落着好。而理中汤呢,大道至简,就四味药,照样能解表化湿,理气和中。

所谓经方是什么?《伤寒论》里面的方子叫经方,共113方。理中汤是其中的名方,就四味药,红参、白术、干姜、甘草。

首先,以红参补五脏虚,人体,从来都不会是某一脏虚,若虚,就是五脏皆虚,我们先前讲过"通天下之一气耳",难道就不是"通天下之一藏耳"?!所以,用红参先补五脏虚。其次,以白术祛湿,鼓荡肚脐与命门之气,振奋中焦、下焦。如果只鼓荡中焦,浊气还是没有去处,下焦振奋了,驱邪才有力。古代有个张从正,是个厉害的中医,他认为,治病有汗、下、吐三法,体内之邪,要么从汗走,要么从泄下走,要么从呕吐走,说来也没错,总得让病邪有个去处,所以临床上经常可以看到,理中汤药方里虽然没有一味泻下的药,可一吃下去就跑肚,且臭气熏天,这方子想必是开对路了。理中汤更妙的是,它可以双向调节——拉稀的,很快就大便成形了;便秘的,会狂泻。这跟前两味药有关,五脏足了,中下焦鼓荡了,浊湿自然就动起来了,这时,第三味药——干姜更是厉害,干姜,可是味好药啊,气质沉稳干练，有大将之风。味辛，走而不守，直入脾胃，亦入肝肺。能燥湿，能温中，不仅能宣散身体的瘀滞，也能宣散情绪的瘀滞，而且还降浊气。于是，浊湿便痛快下行了。难怪仲景先师特别喜欢用干姜，关键它专门斡旋中焦，能安远，又能定近，健脾还阳。所以，很多药方里都会用到它。

理中汤里最后一味药，是甘草，入太阴脾经肺经，入少阴心经肾经，入厥阴肝经心包之经，可以说，它是五脏的重宝，且有"国老"之称，所谓国老，就是最为老辣的正能量的代名词，有人会说，正能量就正能量呗，还分老辣和幼稚吗？当然啦，咱们都觉得自己挺正，遇到事就冲上去了，有的直接就牺牲了，有的呢，事后才发现自己被骗了，或被利用了。记得塞林格说过一句：一个不成熟男子的标志是，他愿意为某种事业英勇地死去；而一个成熟男子的标志是，他愿意为某种事业卑贱地活着。而甘草，就是这种成熟与老辣，就是能够审时度势，该出手时才出手，出手就能解决问题，事后还不居其功，跟没事人一样。生活中，要是有甘草这样的人生导师，该有多么幸运。

那什么是时方呢？其实，经方与时方不过是医药里道行的分别。医生，也有道行的分别。比如，大家学了一点儿医药知识后，偶尔组了个方子，用后效果不错，就拿它当经验方，只要遇到病情相似的人，就拿给人用。这种做法很危险，而且对别人不负责任。记住，学医、习医与治病，容不得一丝媚俗和苟且。凡靠自己以往之经验，或靠别人以往之经验，都属于苟且；急于消症状，不顾一切使用重调元气法，就是媚俗。凡苟且与媚俗，都走不长远。大医，一定要医理精深、脉法精准，还要有正气和杀气，才能利益众生。

我为什么讲《黄帝内经》？就是想让大家先明医理。《黄帝内经》为什么没有几个药方？就是告诉大家，明了医理，就不会得病，或少得病，至少不得大病。所以说：《黄帝内经》是不战而胜。而《伤寒论》呢，是百战百胜。因为大家毕竟被大的医疗形势吓到了，生活中也确实有各种各样的困扰，总是急于求药，所以，我在《黄帝内经》讲解中，会捎带地讲一下"伤寒方"，为什么呢？就是告诉大家，不可乱服药，要先明白药理、方剂之理，通过讲一些《伤寒论》方，告诉大家方子是非常讲究的。也是好心给大家一个学药理的捷径，学医圣的方子，总比学杂七杂八的要好。可是很多人只关心一个方子对应一个病怎么吃，我若说一个方子可以治愈很多病呢，你又不信了。所谓经方就是可以治疗很多疾患，比如理中汤可以治疗瘟疫，也可以治疗发热、胃寒、青春痘，甚至肺癌等；而时方，比如藿香正气等，其治疗范围就很窄。所以，我们学了《黄帝内经》《伤寒论》后，还需自己长期地认真体验，才能稍稍了悟些许。

我也知道，老百姓有老百姓的难处，平时缺少医学教育，也难怪看个广告就买药。有人问我：暑天，提前吃藿香正气水能预防中暑吗？这就是糊涂，当然不可以。没事你吃药干吗啊，要想不中暑，提前要怎么做呢？

首先，不可过分吹空调，养成喝热水、矿泉水、常温水的习惯，不要从冰箱里拿东西吃，尤其是冰箱里的西瓜。西瓜，天生白虎汤，最寒。冰镇西瓜吃多了反而容易中暑，因为胃更寒了。尤其是别熬夜，夏天，本来就日长夜短，消耗太大，胃寒，吃得又少，再熬夜，就是要命啊。这，才是我们此番学习的要点，而不是非得吃药。

非要吃防暑药的话，有一个药还成，就是生脉散。盛夏，火熔金，热气不仅耗散肺气，也耗散真气，所以容易中暑。而生脉散，用人参来益气，气足则不犯暑病；用麦冬以清肺，肺清则暑热不能侵害人体；又佐之以五味子，五味子专门收敛耗散之金，则能够使肺气更旺，就此而不怕暑热。

三 —— 用医理分析二十种疾病

西医认为不是所有的病都要去医院，网上有篇文章说美国医生对中国医院的情况非常惊讶，病人缴费的队伍能排出老远去。美国医生感到很惊奇，难道中国人的体质特别差？最后发现不是中国病人多，而是医生治疗了许多不需要治疗的疾病。他认为 80% 的病人不需要进医院，可惜许多中国人听不进去，甚至连有的医生也听不进去，因为要追求经济效益啊。

美国医生认为哪些病不需要进医院呢？他列举了 20 种病。咱们可以用中医医理逐个分析一下。

美国医生认为第 1 种不需要治疗的病，是骨质增生。这是骨科最常见的疾病，简称人体的退行性疾病，常见人体骨关节处，是人体的一种保护性反应增生，一般不需要手术，不需要各种特别的理疗，是可以自行适应性疾病，特别疼痛的时候可以吃一点儿止痛药。就是说，骨质增生不是病，是人老了后能自行适应的。

中医认为肾主骨，凡骨病，都是肾精不足，肾阳虚亏的病，而这两项，都不是手术能解决的，因为手术只是切掉了所谓的增生，但没有补肾精和肾阳。西医认为不需要理疗，只需吃止痛药，但止痛药只是一种抑制神经的做法，并没有治病。而中医认为肾精不足，可以用药添精补髓；肾阳不足，则骨关节寒凝，所以热敷、艾灸、药浴，一定管用。西方的老人，骨关节病非常多,而中国人如果从中年开始注意的话,会好很多,但现在有暴走族,每天非要走几万步的,则不可取。

美国医生认为第 2 种不需要治疗的病,是慢性浅表性胃炎,就是消化不良,百分百的人一生都会罹患,而这,是可以自愈的一种疾病。几千万年的人类进化中,人类的胃黏膜能够接受各种刺激而自愈。这个我非常赞同,我认为:胃病乱治反而会加重。但有一点必须指出,西医没看出胃炎是一个情志病,跟人的情绪密切相关。胃炎不吃西药,我坚决同意,但要改良情绪,否则会造成大病。现在有那么多年轻人罹患胃癌,都说是累的,年轻人哪儿有累死的,要我说都是愁死的。

有人还会说,有炎症不是要消炎吗?传统医学对炎症的看法是:任何炎症都有产生的环境,中医要解决的是产生炎症的环境,而不是一味地杀菌。环境不改变,病菌是杀不完的。

美国医生认为第 3 种不需要治疗的病,是甲状腺结节。他说随着 B 超技术的进步和身体检查的普及,许多小于一厘米的甲状腺结节都可以发现。在美国甲状腺结节不需要治疗,更不需要手术,甚至包括甲状腺癌,因为它是一种懒惰的癌症,不转移,不进展。

甲状腺疾病现在在国内的发病率也是快速上升,我见过最小的病人是 12 岁,西医肯定要上激素的。大家要看过我写的《生命沉思录 2》里面"腺体"那章,就会明白腺体的病都属于先天免疫系统,中西医都很难办,西医有激素，就是靠调取元气来平衡指标。中医认为甲状腺疾病跟肝经关系密切，也是一种情志病，有这种病的人通常脾气都很暴躁、冲动、有创造力，而现实又是那么不如人愿。当现实的残酷和冷漠超出你的想象时，怎么办？要么彻底放弃，要么病倒，要么彻底改变自我，找到一种新的呼吸频率、一种新的对外交往方式。所以归根结底，甲状腺的窘迫源于我们内心的压力和对外界的焦虑，当我们无法说服自己、也无法说服他者时，甲状腺的分泌就会失衡，从而使自我的沟通能力、自我与外界的沟通能力都出现问题。所以，甲亢的人情绪暴烈，甲减的人情绪沉迷低落。关键一旦被西医定性，很多人就生活在惊恐中，而且被要求终身服药，而小孩子如果长期服西药，一定会影响月经和生育，所以，美国医生不手术不治疗的做法真的非常人性。但中医在这方面太有效啦，《伤寒论》里很多方子，比如通脉汤、白通汤、小柴胡汤等，都对此病有奇效，而且不复发，但大家必须望闻问切都学好后，才能准确用药。

　　还有，呼吸是我们每时每刻跟世界发生关联的事情，我们如果过分贪婪，大口大口地呼吸，影响不了世界，却可以造成我们自身气血的不平衡，影响我们的心智，所以，传统医学和道学都强调放缓呼吸的重要性——让呼吸，像潮汐，缓缓而来，又缓缓而退；心智会由此而平静，现实也由此而静静地浮现它本来的面貌。

　　美国医生认为第 4 种不需要治疗的病，是痔疮。有句话说十人九痔，意思是这病很普遍。没有引起出血的严重痔疮一般不需要治疗。其实西医对痔疮的治疗，也就是动小手术割去。

关于痔疮的形成，咱们在《生气通天论》里讲过，"因而饱食，筋脉横解，肠澼为痔"。肛门括约肌一带的病属于"肝主筋"的功能，当肝气不足之时，不升反降，三焦之火也随着肝木陷下，这个火一来，积聚肛门，形成热肿，久之，就是痔疮。而很多妇女怀孕后期胎儿压迫直肠，也会生成痔疮，一般先是内痔，年纪大后，阳气虚，拽不住了，就成了外痔。怎么办呢？一般会用补中益气汤，思路没错，中气下陷嘛，如果从厥阴肝经治疗应该也有效；有人还用艾灸百会的方法，其实，练功，比如回春术，也是很管用的。总之，西医认为不必治疗的痔疮，中医还是有办法的。

讲至此，不知大家听出点儿道道没？不乱治，是美国西医的本分；挖病因，是中国中医的强项。

美国医生认为第 5 种不需要治疗的病，是鼻炎。他们认为许多鼻炎和环境刺激有关，是一种变态过敏性反应。根本不用大治，也很难治疗断根，许多家长心疼孩子，非要孩子长期吃药，其实不知道它很难彻底治愈。这个病和人的性格有关，需要适度的容忍。

我记得我讲过鼻炎。在讲《上古天真论》时，我也说鼻炎无须治疗。我是这么说的：为什么很多年轻人会得鼻炎，鼻子不通气，不能畅快呼吸，头疼，最主要的原因就是我们周围的气息是压抑的、不自由的，那时我们在父母的掌控下，他们约束着我们自由的想象。因为鼻子上通于脑，脑部的压力会导致鼻炎，就这么简单。什么能治病？有时候，逃跑能治病，方位能治病。人生活在世上就是要自由，就是不要被别人控制，能自由地呼吸，是人生最大的快乐！

鼻炎跟过敏性鼻炎很不同。过去，人得鼻炎多，今人得过敏性鼻炎多。鼻，上通于脑，得鼻炎的人大多性格孤傲，由于与外在世界的抗衡受到阻挠，思虑深重而宣泄少，你的呼吸（其实是你的思想意识）与外界无法协调，久而瘀滞而形成炎症。而过敏性鼻炎只是个现代时髦病，与焦虑和不良生活习性有关，因节气影响而发作。

过敏性鼻炎，在西医也属于免疫力低下症，身体尚可的用激素还管用，身体差的会反复难愈。"市场医学"基本把难对付的问题归为以下几种：遗传、基因、免疫力。所以有这些问题的，就不是抗生素等能解决的。中医呢？必须得见到本人，得六经辨证，得望闻问切，从来没有广谱的药方。所以百姓的自救还是锻炼、睡觉，加吃饭。

人为什么会对花粉、腰果、花生、脏空气、鱼……过敏呢？这些都是高能量的东西啊，都是对人有益的东西啊（当然除了脏空气），但这些高能量也需要调元气来消化吸收，比如花粉，是植物的性激素，它可以使元气足的人亢奋，而身体元气不足的人一吸入花粉就过敏，其实这也属于人体自保，也叫虚不受补。现代人，似乎不会哭泣了、号啕了，但过敏性鼻炎却可以让我们鼻涕一把、眼泪一把，而这，就是当下我们难以启齿的人生……因为我们的身体、我们的肺，被买不起车、买不起房这些焦虑伤害了，被冷饮伤害了，被空调伤害了，我们再也不能自如地、和缓地呼吸。

过敏性鼻炎初次发作时，《伤寒论》里有个方子叫麻黄附子细辛汤，对治此症颇有良效，麻黄宣肺，也宣皮毛；炮附子固摄少阴，细辛散性最强，又直接搜肾寒，治打喷嚏最有效。但如果已经是老病号，这方子就不太灵了，就要从强壮身体根本治起，肺开窍于鼻，要想肺好，前提是脾胃好，因为脾土生肺金。可现代人从小就被牛奶、冷饮、强行喂食、暴饮暴食、药物点滴等损害了脾胃，脾土弱了，自然不生肺金，肺金不足，肺寒缠绵，不仅鼻病多患，且肺主皮毛，各种皮肤疮疡、湿疹、皮炎等也会泛滥。

美国医生认为第6种不需要治疗的病，是心脏期前收缩。他说心脏期前收缩许多人都有，特别见于年轻人。在心电图监测中，发现心脏期前收缩很正常，不值得大惊小怪，更不需要各种治疗。药物、浓茶、精神因素、睡眠都会引起心脏期前收缩。

好，那中医认为该不该治疗呢？当然要治。其实，西医所说的年轻人心脏期前收缩，当属于中医所说的"心悸"，也就是心突突跳，属于心肌缺血。其实这也是人体自救，心肌缺血，人体会自觉地加速以满足心的要求。这种心悸可从肝入手，因为木生火，肝木是心火的母亲，母亲强大了，儿子自然强壮。还有一种心悸属于水湿泛滥，水湿包住了火，火也要自救。

这种水湿泛滥造成的心悸可以通过服药，比如"苓桂术甘汤"来解决。茯苓渗上焦湿，桂枝通心阳，白术利腰脐，转枢中焦水湿，甘草强心。这个方子配伍精当，由此，我们不得不感恩先圣张仲景的慈悲。但如果马上手术和吃西药，就有可能属于过度医疗。若懂中医医理的话，几服药就能解决问题。

在中医思维中，最重要的一个问题就是：中医的五脏，非血肉的五脏，比如谈到心，就有形、气、神三个层面。形，就是西医所言心脏；气，则指经脉，还指心经与其他经脉的相关性。比如：第一，"心主血脉"，血液黏稠，就是阳气动力不足，阳气不足，则阴血不生。第二，"心在志为喜"，人一紧张、郁闷，都会造成心脏压力。第三，"心与小肠相表里"，如果人长期食用垃圾食品，比如速食食品，小肠就会营养不足，精华少，供给心脏的能量就少。第四，肝木生心火，肝血虚，也会造成心脏疾患。第五，心火生脾土，真心痛的病根在脾，也就是营养过剩造成湿邪，会"心下急痛"。好多人不明白这个道理，多年的心脏病被误治成脾胃病。第六，肾水克心火，心脏的动力源于肾，就好比发电机动力不足，血液流速变慢，渐渐地就产生瘀血。而神的层面，则指"心藏神"，胃血不足、肾精不足，心力就弱，心力弱人就倦怠，没有精神。两精相搏谓之神，心阴与心阳交通无力，人就神不足。而人与人的差异就在于"五藏神"，所以人心神不足，思维力、精气神都会明显不足。

而在西医能用仪器查出病灶之前,人应该已经有很多不舒服的临床表现了。比如:心肌缺血,会恍惚、心悸、心律不齐。心阳不振,会胸闷,总想当胸捶几下。膈肌不降,不能深呼吸,会憋闷,常叹息。肺气不肃降,感觉憋闷,脸色赭红,等等。还有肾精不足导致的心脏期前收缩、间歇,心包的"心澹澹大动"等。出现这些问题,到医院又查不出问题时,最好去找脉法高强又明医理的中医,为什么要找脉法高强的人呢?因为以上诸多问题最终要靠脉象判断,哪怕同样的症状,也会有不同的治疗方子。可惜现在中医脉法基本已经失传,很多人都在脉法上糊弄,因为脉法不会了,就强调舌诊,这里面还是有大区别的,脉法把的是气脉,舌诊只是望诊的一小部分,且无法深入藏象。《黄帝内经》里面只有脉法,舌诊几乎不讲。我们在《黄帝内经》第七篇会出现脉法的讲解,到时大家要认真学习。总之,一切都要细细辨证,方能下手。

而对心脏疾患,西医基本以心脏支架或搭桥作为缓解症状的方法,但这只是缓解,不属于治愈。人的血管由于斑块的堵塞而造成冠心病,通过安装支架,将狭窄的血管撑大,虽然可以缓解冠心病的症状,但支架只是缓解了冠心病的症状,血管中的斑块,也就是说病因还存在,如果控制不好,还会继续恶化。再说,支架也属于瘀血,会激发人体排异反应,会致使元气快速耗散。而现代中医提倡活血化瘀,扩充血管,也是一个急功近利的方法,久之会使人虚弱无力。速效救心丸等药只能应急,不可长期使用。而有的人主张有心脏问题的病人每天服用三七粉，也是一个危险的做法，这是只知通"河道"，却不知"河道"越来越薄，一旦发病，救都没的救。一定要明白，肾气为心之动力，与其通河道，不如在上游植树。上游树木茂密，才能木克土，下游才能清冽。

总之，治疗心脏疾患的要点，在于：兴心阳、肾阳。疏通血脉、恢复元气。

美国医生认为第7种不需要治疗的病，是关节疼痛。最常见的是膝关节疼痛、肩关节疼痛、肘关节疼痛。这是很常见的劳损性疾病，疼痛严重的吃一点儿止疼药，或者用电吹风吹吹，都能缓解，不需要到医院麻烦医生。

我的一个学员给我描述了在美国看病的经历，她的孩子要换牙了，牙痛，她说美国医生花了大量的时间对孩子进行抚慰，其态度之柔和及耐心让她感激涕零，其实这才是医生对病人的根本态度。但一个月后来的账单却让她牙根紧咬，并当场决定以后自己拿钳子给孩子拔牙了。不管怎么说，美国的西医还是相当谨慎的，真的符合医学的抚慰原则，而不过分治疗。关键是他们人口少，中国的医生哪有时间去抚慰啊，每天就真的人乌泱泱的，一个接着一个，累都累死了。但有些中医诊所也要求一个大夫一上午要看50个病人，这就有点儿过分了，我觉得中医一上午看七八个病人就成了，因为医生的职责不全是看病，抚慰病人心灵才至关重要。若真一上午看 50 个病人，根本没时间做到抚慰心灵。做中医嘛，要的就是那份从容、耐心和优雅，半日读书、半日行医，把每一个病人都细细地品过，每一个方子都认认真真揣摩过，生活严谨而又诗意，多好。

好，咱们接着讲美国医生认为不必治疗的膝关节疼痛、肩关节疼痛、肘关节疼痛等，大家也学了有些日子了，先判断一下膝关节疼痛、肩关节疼痛、肘关节疼痛这些病属于中医的什么范畴？——第一，关节病，属于肺，因为"肺主治节"。第二，这些地方又是风寒湿容易侵袭、凝聚的地方。而且，《素问·举痛论》里说："寒则腠理闭"，"炅（热）则腠理开"，就是说寒邪会导致毛孔收缩，腠理闭，关节气滞，关节本是气血流通处，气不流行则气内收，内热攻寒则肿、则痛。第三，又跟骨头有关，因为"肾主骨"。第四，胆主骨所生病。胆气被憋，人体经脉都会被憋，而其中，尤其影响骨气的生发。有了这些考虑，病就好治了。西医说用热吹风吹吹，就是驱寒，那你就再跪跪、揉揉、泡泡，如果遇到好中医再吃点儿肾着汤、真武汤，至少要比西方病人舒服得多。所以我们得感恩老祖宗的慈悲啊！

梁漱溟曾说：药物如果有灵，是因其恰好用得合适，把生命力开出来。如用之不当，不唯不能开出生命力，反要妨碍生命的。用药不是好就是坏，不好不坏者甚少，不好不坏不算药，仅等于喝水而已。

我说：没有不好不坏，只有对错。

总有人私信让我帮着看中药方子，可说的又都是西医的病名。这有多混乱啊。第一，没见到人，不知道性情，便不知病由何起，不能随便评论。第二，没把过脉，便不知病之深浅，证在何经，将向何处变化。所以，不必再有此问，因何开方，恐怕只有开方人清楚，问旁人也是对开方者的不恭，随便议论别人的方子也是从医者的大忌。有精力、有能力的话，还是自学一些中医为好。

总之，人可以死于疾病，但不能死于对生命的无知。

在西方，人们生病了，先是看医生，医生治不了了，就求助于心理咨询，一切都不行了，就去求助宗教（牧师），最后则是"见上帝"。而在中国，你只要找到一个好的中医就行了。因为，中国医学最可贵之处就是：它涉及全方位的拯救。一个好医生，首先要给病人开出生活方，让他改变生活方式，改变固执的行为，也就是给人以一条欣欣向荣的生路；其次才是治病方；最后还要有锻炼方；等等。

美国医生认为第 8 种不需要治疗的病，是慢性咽炎。他们认为慢性咽炎更多的是一种心理性疾病。许多人会感觉喉部不适，而病理学并没有改变。可以喝一些中药茶饮料治疗，完全不需要多次检查和输液打针。

很赞赏他们关于咽炎的看法。我说过，大脑是有为，是理性；身体五脏六腑是无为，是本能。故本能与理性之冲突、之纠结在喉部，心不平、气不和也在喉部。在现实生活中，我们有多少真话不能讲，有多少中正不能守，这事，不仅伤害肝胆，更伤害心肺，咽喉疾患能不多吗？！本能和理性要想协调、和合，无非是"放下"头脑中固执的想法，"放松"身体的拧巴。只要人情绪紧张，喉部就有痉挛，所以，放下、放松，很重要。

有人会问：小孩常犯扁桃体炎，也是情志问题吗？是，小孩也常被妈妈吼叫"闭嘴"！小孩更常有不被满足的时候。那需要割掉扁桃体吗？当然不需要，扁桃体是我们抵御外邪的第一道大门，怎能说割就割了呢？！那发炎怎么办？第一，不能纵容孩子的情绪，孩子是看人脸色的高级小动物，大人一旦纵容，孩子就蹬鼻子上脸。第二，不能让孩子饮食不规律。第三，要会观察病灶，若咽喉红肿，发热，可以耳尖放血，或手指少商、商阳放血。同时刮一下大椎穴，大椎穴退热第一。这个一般妈妈不敢做，那就平时与年轻的医生交个朋友，或找个胆大的闺密来做。总比去医院吊瓶好。但如果创口有白脓样的，就属于虚证，下手就要慎重，就不适宜放血疗法了，吃中药会好些。

老人呢，咽喉病叫"梅核气"，就是喉咙处有异物感，可到医院检查又什么都检查不出来。其实它就是隐藏在你意识里的那个纠结和痛苦所形成的气团，它阻碍了你的表达，同时你用疾病和不舒适感也向别人传达了你的痛苦，试图逼迫对方接受你。要我说，人老了，就别固执了，应该从退休的那一刻起，严厉地告诫自己，从这一刻，坚决地退出历史舞台，把更多的机会和资源，让给年轻人，而且学会保持沉默与尊敬。这是一个老人最有尊严的表现，如果还坚持对世界指手画脚，念念叨叨，就会讨人嫌，而且自己还得病。

中医认为咽炎属于阴寒。咽喉是群阴之所聚，所有阴经都要走咽喉，百会阳气生机不旺，咽喉就闭塞不通。医家治咽喉危症时，多针灸百会以通气机，开咽喉。

咽炎的表现之一，是喉咙疼痛。这是一种不情愿接受而又被强迫接受现实的一种状态。阴寒太过也引发此病，所以如果老吃阴寒药，喝凉茶，咽炎就反复发作。如得阳气温曛，咽喉方得清润。这里要说下润喉片，有人咽喉一难受就含润喉片，殊不知，那里面一有微量激素，可以扩充血管，放松咽喉痉挛；二有薄荷类寒凉药。最关键的一点，喉咙离脑子太近，润喉片又方便随时服用，久而久之，对身体就会有影响。

咽喉炎不仅是现在的常见病，而且未来会更严重影响人类，因为世界越来越不好驯服，而人类越来越急躁，这个联结理智与本能的要道正在承受人类的诸多困境。原因大致有：1. 我执太重。人们正在把说服别人的能力改成强迫别人，太急于让别人接受自己会引发咽喉的不适或痉挛。2. 过分敏感或不自信也会引发喉咙病。3. 多食阴寒，喉片及寒凉药。4. 说话太多，又纠结于"词不达意"，而导致过度劳累。5. 一定要说真话，实在不能说时，也别憋着，冲墙说，或跟宠物说。

美国医生认为第 9 种不需要治疗的病，是单纯性肝囊肿。这是一种没有任何症状不适，无意间被 B 超检查到的影像。许多人知道后，害怕转化成肝癌，忧心忡忡，必欲除之而后快。其实这是一种肝脏良性病变。

这个毛病呢，把脉经常会把到，病人经常有些担心，西医认为是先天发育异常造成的，而中医认为是湿气，因为吃过一段药后，这个囊肿就会消失。其实，身体各部分的囊肿都应该归属于湿气，比如子宫囊肿等，西医对付子宫肌瘤有办法，就是手术，对付囊肿，不好手术，就会建议把子宫切掉，这样就太生猛了，因为很多还没结婚的女孩子会有囊肿，这个手术就相当于剥夺了她的生育权，所以，我劝有子宫囊肿的女子还是选择中医治疗吧。

为什么会生出囊肿呢？人体下焦的性质就是腐、湿与寒，女子是情绪动物，湿寒凝聚，先是囊肿，后是肌瘤。所以，女子性情一定要好，温柔喜乐，不仅对家庭好，更是对自己好。女人们会说，谁不想温柔喜乐啊，可现实如此无情，生生把我们变成暴躁的女汉子了！所以，男人们要好好疼爱你们的女人啊，把她们气出病来，将来就没人照顾你们啦。

美国医生认为第 10 种不需要治疗的病，就是子宫肌瘤。子宫肌瘤是女人的常见病，如果子宫肌瘤比较小就不要管它，注意复查一下就可以了。

同意美国医生的做法，不过他没有讲肌瘤生成的原因，不知道原因，就没法治。而刚才我讲了肌瘤形成的原因，是湿寒和正气虚弱，所以，中医治疗这种病有两个方法，一个是吃温化肌瘤的中药，但这里一定要小心目前流行的活血化瘀法，听着很对，但太活血则伤气血，而且，元气不足的话，也化不了瘀，所以正确的方法还是先培补元气，正气足了，才能活血化瘀。另一个是灸法，最好是疤痕灸。

美国医生认为第 11 种不需要治疗的病，是宫颈糜烂。这是一种名字很吓人的疾病。其实世界卫生组织已经取消了这个名称，学名叫"宫颈柱状上皮移位"。但这是一个不需要治疗的疾病，没有名称那么严重。就这个病，每年体检会让很多妇女郁郁寡欢，唉，这世上能让妇女同胞欢天喜地的事儿本来就不多了，再用一些邪乎的病名吓唬女同胞，就不厚道了。

下焦，其性为腐烂的"腐"，女子一郁闷，一劳苦，底下就更"腐"；一高兴，性生活可以正常满足，底下就也阳光明媚。西医不是还有那句话吗，子宫有强大的自愈、自洁能力，所以，如果你成天高高兴兴的，同时也锻炼，这病自己会消失。

美国医生认为第 12 种不需要治疗的病，是乳腺增生。女人的乳腺多少都有一些增生。它和乳腺癌不是同一个疾病，也不会转为乳腺癌。乳腺癌从发现肿块就和乳腺增生不一样。乳腺增生超过三年没有改变，就不需要关注。

这个，以后我们会讲，此不赘述。总之，别一惊一乍的。关键我们的医学普及做得太差了，女人，就是乳房、子宫这点事儿，还总被人吓唬。

美国医生认为第 13 种不需要治疗的病，是盆腔积液。这只是一种表现，不是一种疾病。它是影像学对盆腔内液体的一种描述。特别是月经期或者月经刚结束时，积液可能增多，如果疼痛发热往往伴随其他疾病，比如附件炎。这个，还是属于中下焦湿的问题。

美国医生认为第 14 种不需要治疗的病，是湿疹。湿疹是很常见的皮肤过敏，多见于小孩，不用特别治疗，抹一点儿润肤霜就可以了。

关于这个观点，我同意小孩子的湿疹，比如痱子啊什么的，都不必治疗，长大了，就好了，若使劲折腾孩子，必然越治越糟糕。但大人的湿疹得治，但不是治湿疹，而是治疗他的内在焦虑，焦虑一去，湿疹即好。

一般的焦虑，湿疹会长在两手虎口处或手指上。厉害的，会长在手心里，劳宫处。

美国医生认为第 15 种不需要治疗的病，是耳鸣。他们认为绝大部分耳鸣是一种先天性噪声，很多人都有，几乎没有有效的地治疗方法，最好的方法就是忍受。

这种说法真的是让人忍俊不禁。但如果你找不到好中医，还真得听他们的话，忍着。

从中医上论，太阳小肠经受寒，加上心情抑郁，会造成耳鸣耳聋；三焦不通会造成耳鸣耳聋；胆经被憋、经常郁闷也会形成耳病；只有老人的耳病才是肾精大伤。但现在的医生看到耳病就只会从肾治，所以百无疗效。其实《黄帝内经》说"心开窍于两耳"，所以耳病至少要看心和肾。

耳聋，是一下子万籁俱寂；耳鸣就不是了，一天 24 小时，无时不蝉鸣，或无时不轰隆，令人心烦意乱。蝉鸣为虚证，轰隆为实证，无论虚实，生活都变成了一场折磨。耳鸣耳聋。伤阳基本上从胆、三焦、小肠治；伤阴从心、肾、胃治。而且误服药物，特别是西药，也伤耳。但人家西药讲理，事先在说明书里已经说了，可能会造成肝肾损害，可你偏要吃，就怨不得人家了。

现代人压力大、焦虑、生活不规律、纵欲，还有人成天用手机煲电话粥，也会因辐射、过劳而出现耳病、脑病或脸部麻木僵硬。最重要的是现代人气性傲慢，脾气暴躁，很少有像过去那样"耳顺"的——一是我执重，听不进去；二是不专注，听得杂。这两个毛病都关系耳内平衡感。就这么抗衡着、纠结着，小小的耳朵眼儿哪受得了啊？！所以耳患病人会越来越多。

一遇病大家就只问药，其实错误服药导致的耳患也不少。但现今传统医学也遭遇重创，医不精进，民生求救亦少门径。如果找不到良医，我倒建议，你只要在生活中把那些导致疾患的不正确的生活方式改掉就可去病大半。患病，其实也是身体给你提的醒，如果在生病中没得到点儿觉悟，这病也白得了。真正的解决之道在于自己，解铃还须系铃人。自己不改变，神也没办法。

美国医生认为第16种不需要治疗的病，是偏头痛。头痛不是病，疼起来要命。他们认为一般跟缺镁元素有关系，大部分是一种神经性疼痛。能够忍受就别管它，非常疼痛可以吃一点儿止疼药。不要疲劳过度，按时休息，精神不要太紧张，可以缓解疼痛。

关于疼痛，西医最常见的就是止痛药。不管你哪里疼，头疼、痛经、脚趾疼，等等，都是上止痛药，最后不行了，还要上盐酸哌替啶。其实，世事皆要有过程，有过程，才有转机。现在的人总想消灭过程，好比感冒立刻吃康泰克，疼痛立即吃止痛药，甚或马上上激素……就是在用药或用钱消灭过程，于是，生命的警报器就此关闭，生命的转机也随之而逝，并最终导致不可逆之根本伤害。

而中医对疼痛，首先要知道这是好事，是生命开始启动生命报警系统了。而止痛剂一上就相当于关闭生命报警系统，所以不可以上。其次是要辨证，要知道身体哪里出问题了。比如，光一个头痛，就要明白前额痛兼眉棱骨疼痛，属胃经病，所以一般还伴有恶心、吐酸，这就是胃气不下，胃有寒邪，懂中医呢，就吃点儿吴茱萸汤等，不懂呢，就用筷子触一下咽喉，吐完，喝点儿温热的水，休息一下就好了。两边太阳穴疼呢，就属于胆经气机上冲，而有的人是偏头疼，左边偏头疼呢，一般属于肝血虚，特别是不吃饭减肥的女人，容易有这个问题。要想彻底解决这问题，还得好好吃饭，因为只有"胃，生气、生血"。左边偏头疼的人还会有睡眠障碍，比如长期入睡难，易惊醒等。而右边的偏头疼属于肺气不降，睡眠障碍就是多梦等。这两个毛病都得找个好医生把脉吃药。按摩推拿也可以好转，但里虚者，就不成，而且越过分按摩可能会越虚弱。而后脑勺疼，属于膀胱经；

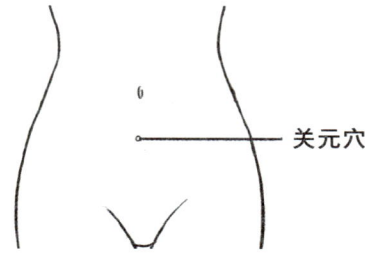

颠顶痛或脑仁儿疼都属于肝经。这就是中医的辨证，辨证准确后，治病就非常容易，而且去根儿。常有人说，中医治疗急症慢，那是不懂中医，中医治疗感冒发热、急性痛症，其实只要辨证准确，真的特别快，一般一剂就可见效。

美国医生认为第 17 种不需要治疗的病，是胃灼热。如果输液，胃液分泌会失调，经常备用一点儿奥美拉唑一类的抑制胃酸分泌的药物就可以，没有感觉就不要吃了。胃灼热是机体的一种正常反应。

胃灼热这事吧，首先是胃气不降，中医认为胃的阴阳属性是阳明，是阳气最有力的地方，胃酸，而且上顶，就是胃胀，这首先是中焦拥堵了，所以要做两件事，一是加强脾的运化功能；二是破胃寒，恢复胃的阳明气。一般理中汤中加点儿苦降的药就成了，这病不难治。但若怕吃错药或不敢吃药的，就要每天按摩或艾灸中脘穴和关元穴，而且日常饮食要多吃粗粮。

美国医生认为第 18 种不需要治疗的病，是灰指甲和脚气。这是人群中广泛传播的一种真菌传染性疾病，完全不必到医院找医生，自备一点儿达克宁，坚持一个月涂抹就好了。

指甲，甭管是手指甲还是脚指甲，都是肝筋之余气，都属于肝的功能。按六经辨证去治就是了。

脚气呢？脚气在过去叫香港脚。在古代归属于湿，什么人爱长脚气，生活状况特别好的人，一个是缺少运动造成的湿，一个是吃的东西太精了。所谓吃的东西太精了，就是里面缺一样东西。什么呢？孙思邈说，缺糠皮，所以他用"白皮粥"治当时的脚气，也就是糙米粥。后来西方医学也是从糙米糠皮里提取维生素 B_6，专门治脚气。

但有一种情况要说一下，有些人原先有脚气，后来得了别的病，脚气又没了，但治着治着病，脚气又犯了，其实，这是好事儿，是一种排病反应，总得让邪气有个去处。我有一个观点，所有的病邪都得往外赶，都要有一个渠道，要么通过出汗，要么通过吐，要么通过拉，要么通过脚气，都往外走一走，必定要通过短暂的难受才能彻底治愈。我曾见过几个病人，中药吃到一定阶段，别说脚气了，整个脚底板都往外流黑水，他们的人生曾经吃过多少苦、遭过多大罪，他们心里清楚，流黑水自然高兴，等都流干净了，病也就好了。否则，这些黑水都憋在身体里，将来会有大麻烦。

美国医生认为第 19 种不需要治疗的病，是病毒性感冒。人类与感冒病毒作战了几十万年，因为感冒病毒不停地变异，人类对感冒病毒便没有永久性的免疫。但是人类免疫系统已经容忍、认识了这种病毒，几乎所有的感冒病毒都是靠我们的免疫系统清除的。所以感冒了不用吃药，或者吃一点儿阿司匹林一类药缓解一下头疼、关节疼，一般一星期左右可以痊愈。抗生素不仅无效而且有害。

说得真好，而且也对。中医不讲究病毒，因为任何病毒都需要土壤和环境，所以中医治疗感冒发热等不是杀病毒，而是改变病毒赖以生存的土壤和环境。治疗各种感冒发热，几乎占了《伤寒论》很大的篇幅，大家可以去学习。

美国医生认为第 20 种不需要治疗的病，是失眠。西医认为，失眠很普遍，是一种心因性疾病，很少有长期失眠的人，但也存在一部分，一天睡眠不超过 5 个小时，然而机体检查没有发现严重伴发症状。说明有一些人的失眠是他根本不需要太多的睡眠。这种说法多有趣啊！他们接着说：对失眠最有效的药物就是安眠药，不要害怕安眠药成瘾，调查学检查安眠药是安全的，和吸毒成瘾不是一个类型。

西医对付失眠只有安眠药，我上网查了下安眠药，上面说：第三代镇静催眠药物口服吸收良好，半小时达血液浓度高峰，药物代谢排泄快，半衰期为 3～6 小时，经肾脏代谢。不良反应与患者的个体敏感性有关，偶尔有思睡、头昏、口苦、恶心和健忘等。这些不良反应其实已经说明了安眠药对脑部、脾胃、肝胆的影响，更何况大家都知道，大量使用安眠药会直接导致死亡。所以，服用安眠药显然不是一个最佳选择。

中医认为，失眠要细细辨证，有心肾不交造成的失眠，有肝血不足造成的失眠，有肺气不降造成的失眠，还有肝魂不收造成的失眠，甚至还有晚上吃多了造成的失眠，叫作"胃不和则卧不安"，所以，要想治愈失眠，关键看医生能不能抓住主证和真象，然后辨证施治。在这儿没办法细说，因为药方需根据病人不同而变化，而不是所有的失眠病人都吃一种药。这正是中西医最大的不同。

以上是中西医对常见疾病的一些认知。当然，这20种病症也不是完全不需要治疗，完全不治的做法是不科学的。我相信，我们有了这些基本的认知，不仅可以节省社会资源，也可以减轻自己的负担。医生、医院、药品，都是社会资源，甚至医保，我们也可以节省下来，让更多需要的人分享。我曾经特别希望国家能拿出医保的一小部分来支持我们这些热爱传统医学的人，用于学习，比如学习《黄帝内经》《伤寒论》，学习八段锦、易筋经等，大家如果都有些医药常识，平时注意保养，就会给国家节省大量社会资源，多好啊，可有人笑话我傻，其实，从长远看，是他们傻。好吧，那就从减轻自己的负担角度大家努力吧。

四

———

东风生于春,病在肝

> 东风生于春，病在肝，俞在颈项；南风生于夏，病在心，俞在胸胁；西风生于秋，病在肺，俞在肩背；北风生于冬，病在肾，俞在腰股；中央为土，病在脾，俞在脊。故春气者，病在头；夏气者，病在藏；秋气者，病在肩背；冬气者，病在四支。故，春善病鼽衄，仲夏善病胸胁，长夏善病洞泄寒中，秋善病风疟，冬善病痹厥。故冬不按蹻，春不鼽衄，春不病颈项，仲夏不病胸胁，长夏不病洞泄寒中，秋不病风疟，冬不病痹厥，飧泄而汗出也。夫精者，身之本也。故藏于精者，春不病温；夏暑汗不出者，秋成风疟。此平人脉法也。

大家一定要记住，《黄帝内经》非常有意思，本来讲身体就是了，可它反复说"春夏秋冬"。实际上这就是我国在春秋战国时期，非常强调从天道去掌握人间的规律，将来大家有兴趣的话可以去看《吕氏春秋》《淮南子》等书，他们在书籍编排过程中一律暗藏一条线——就是"春夏秋冬"。"春夏秋冬"实际上是天道的体现，中国人要想把自己调整好，在很大程度上一定要遵循天道，这就是经典的一条惯有的思路。

东风生于春，病在肝，俞在颈项；

这句，是说东风生于春，病多发生在肝，肝的经气输注于颈项。所以，春天最应该防范的是肩、颈、项这一块区域。在更早的《周礼》里面说春天特别容易生"痟首疾"，也就是头痛病，春天为什么会头痛？先思索一下，然后我告诉大家答案。

春天主讲一个字——"生"，生什么？生冬天藏的这个精，所以头皮痛就是冬天藏的这个精不足，"酸"就是春天生发的阳气不足，所以头皮酸痛，就是因为阳气不足，且"精"也不足，阳气不能往上带着精一起生发导致的。而且，"精"要生发上到头部，有一个路径就是颈项，就是后背这一块，把这块区域弄柔软舒服了，精气才好生发，人在春天才能舒畅。

用这个例子大家就可以去认知阿尔茨海默病，阿尔茨海默病实际上就是头上"精不足"，人体最好的精，储存在哪儿呢？在骨髓里面，髓又通脑，如果髓海不足，脑力就不足，脑力不足不就容易得阿尔茨海默病吗？！其实少儿得这个病，也是髓海不能上通于脑的问题，也是生发的问题，也是阳气上得来上不来的问题，颈项处有没有堵的问题。当然，这里面一定排除那种因为摔伤的问题，比如有些孩子生出来好好的，但由于不知道孩子何时摔伤过，长着长着就傻了，或有癫痫症。这种病就很难治，先要正骨，然后再想办法。

关于阿尔茨海默病，很多人以为营养品会解决问题，就给孩子弄了好多药，什么变聪明的，什么生命一号，几号几号的，我告诉你都没用。姑且认为营养品很有营养，但是这些东西到了你的身体里能不能被阳气气化？因为只有被阳气气化以后才能变成精，同时阳气还要把它从脊柱往上带，这两个作用才是最重要，一个是气化，一个是能否往上带的问题。

好，接着说肩背颈项痛，现在这个病非常多。主要原因有：1. 压力大。2. 受寒。3. 情志不舒。女性性压抑者多有肩背痛和头痛。

《灵枢·五邪》篇里说："肩背颈项痛，时眩。取之涌泉、昆仑。"

肩背颈项痛，最常出现的问题是——眩，就是时不时地头晕，肝胆生发不足，则晕眩。治疗原则是"取之涌泉、昆仑"，这就是我们中医最典型的头痛医脚。

先说涌泉穴，涌泉是肾经的起始点，起于小脚趾下，然后它"斜走足心"，从小脚趾下斜走足心，足心这个地方就是涌泉，涌泉是我们生命之泉生发的地方，涌泉生发不力则头晕，此时拍打脚心就可以促进涌泉生发。

还有一个问题，就是一般人有了头痛、嗓子痛，都觉得是上火。我原先说了人体的火是应该藏在丹田的，火飘上来时，不能生生地从上面灭火，而是应该把火拽回来，那么怎么办呢？我给你们讲一个故事，古时曾经有一个富家公子，得了一种特别严重的病，就是眼睛红肿，肿成了一个"大桃子"，这家人特别有钱，请了好多医生，但就是治不好，用了所有的寒凉

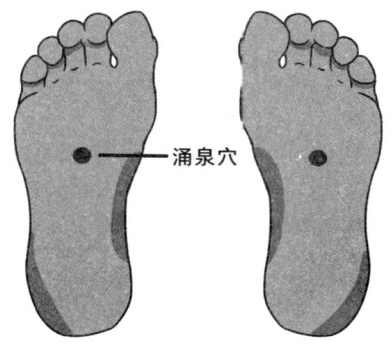

药都消不了这个"大桃子"。于是他们家就在城门上悬赏，说谁能治好这个病就给谁一半家产。（其实这是糊弄语，人得病治不好时，才知道钱多没用，就会说我什么都不要了，就要这条命，等他病一好，他就舍不得了，所以别信他那个，好医生就好好治病，莫贪图那钱财。）正好有一个民间老医生从这儿路过，就揭了这榜。他说我能治好这个病。他见了富家公子说的第一句话，就是：你五天以后就要死了。这家人开始集体号啕。老医生说：你若想不死，只有一个办法，就是每天用手心拍打你自己的脚心……为了救命，富家公子玩命地拍，使劲儿地拍，三天以后眼睛上那个红肿的"大桃子"就消下去了。这是什么原理呢？

我告诉你这里隐藏着几个原理。

1. 恐则气下。没有比死亡更大的恐吓了，病人闻死则惊恐，气也就沉下去了。

2. 取之涌泉。玩命拍打涌泉，涌泉发挥作用以后，火气自然就拽下来了。

3. 我们手心是心包经的劳宫穴，脚心是肾经的涌泉穴，手心拍打脚心利用的重要医理就是"心肾相交"。

所以，从来高明的医生都是用"法"治病，而不是只有药才能治病。

再说昆仑穴，属于足太阳膀胱经，主治头痛、目眩、项强、鼻衄、腰痛、脚跟痛、小儿癫痫、难产、胞衣不下、下肢麻痹或瘫痪及坐骨神经痛，足踝关节及周围软组织疾患等。头晕目眩，要么是精不足，要么是湿气重，弹拨昆仑穴可以发挥太阳膀胱经气的作用，祛湿、生阳。我们平时很少注意脚与头的关系，但着急时我们会反复踱步，其实就是在运动足部以清醒大脑。

▶ 昆仑穴的妙用。

另外，活动和松弛手腕、脚腕，是让气血周流的一个重要方法，按摩的第一件事是要先把手腕和脚腕松开，但这个道理并非人人都懂。服用中药时也讲究病邪通过手腕、脚腕从人体末梢排出。古代在治疗瘰疬（也就是肿瘤）方面，讲究把腹腔里的东西引到四肢，再引流出去。也就是，把毒瘤就引到腿上，腿可以锯掉，碍不着性命，但那些长到五脏里的，生命就危险了。

说一下服中药的一个问题吧，如果开对了方子，吃中药时会有这样的现象，有些病人刚吃药的时候，因为精与神都不足，所以一吃对了药就非常舒服，但吃着吃着，又开始难受了，这叫"杀敌一万、自损八千"，然后再舒服一阵。有些人一般到此就觉得可以了，其实，还没有把问题全部解决。如果有人能接着服药，可能又开始发病，有可能这次是把很久以前的毛病发出来了，这是好事，说明精足了，有劲儿开始攻病灶了，这一次可能翻天覆地，把最深处的病翻出来。

虽说很多病，都是老病，明白人，就一定要趁自己40多岁身强力壮时，把60岁时要得的病去掉。老了以后，气血衰颓，自然无力祛病。可惜的是，这个道理很少有人明白。有些人，早早就得了癌，连变老的机会都没有，真心让人伤痛。

还见过一个已经被西医确诊是乳腺癌的人，反正她就是坚决反对把乳房割掉，于是她就吃中药，吃着吃着乳房就出了一个硬包，最后这个硬包的尖儿破了，里面滋出的全是黄黑的脓水，我们也帮她往外挤，等全部都挤干净以后，到医院一查说她指标全正常了，若非亲眼所见，真不敢相信。

所以大家一定要清楚，治病的原理就是你肯定不会很舒服，中间有一段时间可能会非常难受，但你要想把病彻底治愈，就要有先下地狱、再上天堂的决心。一般只有理解中医精髓的人，才有这样的决心，所以，医学科普教育真的非常重要。现在我们一起学《黄帝内经》，就是一起学自救，把这个道理学明白了,大家便知道未来还有很长的路要走。

> 南风生于夏,病在心,俞在胸胁;

这句翻译过来就是:南风生于夏季,病多发生于心,心的经气输注于胸胁。上一讲东风是直接影响肝,这一讲说南风直接影响心。"俞在胸胁"这句,心的经气在胸,好理解,在胁,是什么意思?其实这里在讲心和肝胆的关系,因为肝经胆经走人体两胁。心与肝的关系好解释,肝木生心火,肝精不足,也会心血不足。心和胆通的关系稍微有点儿绕,首先经络上有联系,《灵枢·经别》说:"足少阳之……别者,入季胁之间,循胸里,属胆,散之上肝,贯心。以上挟咽,出颐颔中,散于面,系目系,合少阳于外眦也。"这也是为什么有些人并没有冠心病史,却在患胆囊炎等胆系疾病后,继发出现了冠心病与心绞痛的原因。

《灵枢·邪气藏府病形》中说胆病有几种表现:胆病者,1.善太息。这是胆气被憋,其实胸闷也有同样的表现。2.口苦。这是胆汁上溢,则苦。3.呕宿汁,看胆汁疏泄功能能不能发挥作用,不消化食物,则呕宿汁。4.心下澹澹,恐人将捕之。心下澹澹大动,本是心包的病,胆病怎么会显心包病呢?《灵枢·营气》说:心脉合手少阳三焦经,上行注膻中,散于三焦,从三焦注胆,出胁,注足少阳胆经。所以心经通过心包、三焦,与胆经相通。如此,中国成语说"胆战心惊"确有其事，就是"恐人将捕之"，就是胆虚、心也虚。在现实生活中，我们如果胆囊区或上腹部疼痛，检查没有发现肝胆或上腹部有问题，那一定得考虑会不会是心脏的毛病；患胆囊炎、胆结石时，也要注意保护心脏，因为胆囊疾病完全有可能诱发心肌缺血、心绞痛和心肌梗死。西医称这种情况为"胆心综合征"。在《藏气法时论》里，说心病的反应时，谈到的症状也像胆病："心病者，胸中痛，胁支满，胁下痛，膺背肩甲间痛，两臂内痛……"——两胁胀满，胁下疼痛，膺背肩甲间痛，也是胆病的反应。而且，人变老，也从肝胆老化开始，比如《灵枢·天年》中说："五十岁，肝气始衰，肝叶始薄，胆汁始减，目始不明。六十岁，心气始衰，苦忧悲，血气懈惰，故好卧"。这个卧，就是"葛优瘫"，斜着倚着，总之，躺都躺不正了。

那我们平时怎么养胆呢，五件事：1. 早睡。2. 吃早饭。如果胆不能按时疏泄，气机就会瘀滞不通，天长日久，瘀滞化火，就会发展为胆囊炎，胆汁沉积结聚还可形成胆结石。3. 挺胸抬头，可使肋骨张开，增大体腔的空间，胆囊也就不受到挤压。4. 情志舒畅，凡事别憋着。5. 胆是中正之官。正直、刚烈是胆的本性，别想歪的邪的，别做歪的邪的。

西风生于秋，病在肺，俞在肩背；

这段翻译过来就是：西风生于秋季，病多发生在肺，肺的经气输注于肩背。西风是直接影响肺的，"俞在肩背"，中医有一句话叫作"背为胸之腑"。其实中医真的是太讲道理了，他一定会告诉你如果五脏得病了，比如说肺和心得病了，一定要在后背上去找它的痛点。现在大家自己动手只能揉胸揉腹，后背呢，只能去撞树。你看过去养生很简单，就是捶背、捶腰、捶腿，捶背永远比捶胸膛要管用得多。沿着脊柱两旁，有十二经脉的腧穴，一个个地按揉，哪里有痛点，哪个脏器就有问题，有问题就坚持按揉，直到不痛就好了。《灵枢·五邪》说，这些地方按揉好了以后，人会"快然"，就是舒服，后面又说"乃刺之"，什么意思呢？就是可以扎针。其实，胸腹之间扎针是很讲究技术的，要慎针刺。针，不过是手指的延长，但手指一定比针安全。过去深山老林里的修行人，缺医少药的，全靠手。现在大家都在那儿一本正经地找穴位，古人简单，按到痛点，病人会"啊！……是是是"。所以这"阿是穴"永远比穴位还要管用，点到"阿是穴"，手揉、艾灸，都管用。好多病不过是积劳成疾，病呢，一般先显示在经脉上，所以，对大众而言的养生不过是经脉养生，家里挂张经络图，哪里痛了，先在经络图上找找，就能明白好多，在病的初期自己就能解决。

其实，捶打脊柱也是很好的养生方法，古代叫"震髓法"，八段锦最后的"背后七颠百病消"，也属于"震髓法"，这是强身健体的大方法，没事时可以常做。

有个朋友跟我说：没学《黄帝内经》前，我们家长都不知道什么是好，所以我们就没法告诉孩子什么是好，等我们明白了，想告诉孩子的时候，孩子又不听了。那怎么办呢？只好慢慢熏陶，比如孩子发烧了，你不敢用桂枝汤、麻黄汤什么的，也没有关系，先刮刮大椎和肺腧，再按摩下后背和风池，等孩子出汗了，睡一觉，也许就好了。

北风生于冬，病在肾，俞在腰股；

这句翻译过来就是：北风生于冬季，病多发生在肾，肾的经气输注于腰股。这里要注意的是，什么最伤腰，北方、冬天、寒。腰，指腰部；股，指胯，股骨头坏死，源于元气大伤，而元气，藏于肾。

前面讲八虚时，说"肾有病，其气流于两腘窝"，中医还有一句"腰背委中求"，委中穴就在腘窝里头，所以病在腰者，取之腘中委中穴。

我们看一下跟腰部有关的经脉。

1.督脉：行于腰背正中至尾骶部的长强穴，沿脊柱上行。贯脊，属肾。督脉病会出现：俯仰不便、脊柱强直、角弓反张、脊背疼痛、精神失常、小儿惊厥等。

2.膀胱经："其直者，从巅入络脑……挟脊抵腰中"。所以那种眼睛胀痛、颈项僵硬的头痛症，有时按摩委中穴有奇效，特别是委中穴有筋结的，按揉或针刺后，头痛马上缓解。由于"膀胱主筋所生病"，故一切肢体筋脉僵硬和痿软都可能与膀胱经有关。脊背痛，腰似折，两胯不可以转动，连带腿脚不利，都是膀胱经的病。

3.肝主筋。肝经病也会腰痛"不可以俯仰"，可以按摩或针刺太冲穴。

现在让很多人痛苦的一种腰病，是腰椎间盘膨出造成的坐骨神经痛。椎间盘可是我们身体里最奇妙的东西。人体有24节脊椎骨与二十四节气相应，其中有23个椎间盘，是由骨胶原组成的软骨组织，奇妙的是，它们不是通过血管来汲取能量，而是像海绵那样吸收气血。想想这事的奇妙吧，没有管道也能吃到气血！就好比凡人还通过吃饭吸取气血呢，可有种"神人"从旁边一过，就把粮食的精华吸走啦，这大概也是督脉为"奇经"的奇特之一吧。而且督脉主一身之气，是人之精气神的总源头。而椎间盘，作为脊柱上23个亮晶晶的小节点，不仅是使我们俯仰天地的转枢，更是气机的转枢，气使它饱满，血使它濡润，不仅人躯体的灵活源于它们，甚至头脑的灵活也源于它们。

椎间盘疾患的原因是什么呢？阴血不足，椎间盘就无法吸收到更多的营养，再加上阳气衰微，椎间盘就干瘪了，此时就是椎间隙狭窄，人也就老化变矮了、变佝偻了。久之，椎间盘还有可能脱出，长成软骨刺，压迫周边神经系统，人就会感觉痛苦。要明白，椎间盘膨出，主要是因为阳气衰微，阳气足，椎间隙就饱满，人就显得高，脊背就挺拔。关于这病，西医现在主张做手术，但这并没有解决阳气衰微的根本问题，人越老，阳气越弱，就越会出现类似的问题，所以，根治的方法，还是要让气血足起来，气血一足，椎间盘就会渐渐复位，软骨刺也能被吸收。

具体方法，先要避免得这个病。

1. 阳气足。一说阳气足，大家就问怎么补。其实最大的补，就是先不要损伤。比如寒凉伤阳，就不要沾寒凉，就要先知何为寒凉——外寒为风邪、湿邪、寒邪。内寒为寒凉药物和精神郁闷，也就是生气郁闷会使阳气被憋。

2. 要血足。养骨的秘密在于养血，养血的秘密在于养肝，养肝的秘密在于睡眠、吃饭和愉悦。肝主筋，血不濡筋，肝则病。大家明知"久视伤血"，可几个人愿意放下自己的手机？！天天佝着后背，埋头看手机，其实是最伤阳、最伤血的做法了。

3. 锻炼和按摩膀胱经。锻炼脊背、抻拉脊椎最好的办法是打易筋经。

4. 站如钟，坐如松。养成日常好习惯：挺胸抬头。

修复它们的最好方法：

1. 放松。躺着趴着侧卧和慢慢翻滚，使脊背放松。

2. 睡眠。睡眠养阴又养阳。好的睡眠会使脊柱吸收更多的营养，会使椎间隙拉长。

3. 正确的锻炼。比如慢跑和仰泳。习练易筋经，是最有效的锻炼任督二脉的方法。此外，还有爬墙法。

4. 别受寒。后背为人体太阳界面，最怕寒凉。可长晒后背。

5. 去掉大肚腩。（大肚腩会使腰部更累。）

6. 学猫弓背的动作。

7. 缓解背部紧张。男人的背部紧张常常源于工作压力，女人源于情感的压抑，所以腰背部的不适，还需要温暖的爱和爱抚。

中央为土，病在脾，俞在脊。

这句翻译过来就是：长夏季节和中央的方位属于土，病多发生在脾，脾的经气输注于脊。这依旧是"背为胸之腑"，腑，就是"空"，五脏为实，实，就难有作为，治疗"实"，一定要从"空"下手，所以治疗五脏，先从后背下手。这里说脾病的腧穴在脊柱，其实，不只是指脾俞，而且是指整个脊柱，可以说是从长强一直到大椎，整个后背都是脾胃的腑。比如小孩，脾胃最弱，按摩有捏积，一般是从长强一路捏上去，再从上到下按摩回来，如是者三。小孩子受到惊吓，也是需要母亲把孩子搂在怀里，先用手胡噜百会，然后用手摩挲后背才好。

脾胃病，除了要梳理整个后背，《灵枢经》里面还说要调于三里，足三里是胃经上的大穴位，也是全身的大穴位。足三里在膝眼下四横指的地方，这个穴位能治疗很多病，因为"胃主血所生病"，也就是所有的血病都跟胃有关，比如月经不调、痛经、崩漏、乳腺疼痛、白血病等，统统可以从足三里治，此处可扎针，但进针方向、深度如何，各治什么病都不同。足三里还可以按摩和艾灸，过去有种说法，要想长寿，就要"三里常不干"，就是疤痕灸，灸到常年流脓，其中的原理是，总调着点儿脾胃之气，人就能吃，什么嘴里没味道、吃饭就腹胀，凡是消化吸收系统有问题的人，只要把这儿灸开，馒头一口气能吃三个，人就精壮。现在呢，女的想瘦，男的想娘，就没人肯这么干了。但胃癌也渐渐地趋于年轻化了。胃癌早期信号：食欲减退、嗳气、食后饱胀感等消化不良症状，直至出现反复嗳气、黑便或大便潜血阳性等。如果一开始有这些症状时，不妨试试足三里灸，比找不靠谱医生吃药好。

故春气者，病在头；夏气者，病在藏；秋气者，病在肩背；冬气者，病在四支。

这段翻译过来就是：所以春季邪气伤人，多病在头部；夏季邪气伤人，多病在五脏；秋季邪气伤人，多病在肩背；冬季邪气伤人，多病在四肢。

"故春气者，病在头"，只要是春天的病都表现在头上，都是生发无力，精不足，都是冬天没养好。"夏气者，病在藏"，因为夏天气血都浮于体表，里面五脏阴寒，则病。怎么调理呢？《灵枢·五邪》说："视有余、不足而调之其输也。"即，病在哪脏调哪脏，或者是调治与其相生相克的脏。比如心血不足，调肝肺。"秋气者，病在肩背"，反过来讲，肩背的不舒服，也是肺病的一种。"冬气者，病在四支"，大家想一下，冬天为什么四肢会病？原理在于，冬天，人体气血全部用于自保，保五脏去了，四肢缺气少血，不足，自然生病。对身体而言，五脏比四肢重要多了，冬天，身体不管四肢，而我们不能傻，要知道多穿衣物保暖，老人还得戴帽子、手套。

故，春善病鼽衄；

只要有这个"故"，就是与上一段顺承的，就翻译成：因此。上一段讲了春夏秋冬人体生病的位置，这一段讲春夏秋冬病的具体表现。

▶ 春天容易得的病。

春天容易得的病，"善病鼽衄"，鼽，《说文·鼻部》："鼽，病寒鼻窒也。"所以指的是鼻塞；衄，指流鼻血。春天的时候特别容易鼻塞、流鼻血，为什么呢？因为春气者病在头，而鼻腔是直接上通于脑，所以一定要小心鼻塞、流鼻涕、流鼻血这些事，常年鼻塞，人会头痛；老流鼻涕，人会头空痛；总流鼻血，会伤头部精髓，比如小儿白血病初期有鼻出血或齿龈出血等。但老人偶尔流鼻血却可以缓解头部血管压力。

我讲过，鼻炎跟小孩过度思虑及父母压力和环境压力有关。鼻炎源于思伤脾，思虑过度瘀滞，就要有去处，就流鼻涕。其实鼻涕源于脑，现在鼻炎倒是少见了，什么病多了？脑瘤多了。脑，可是诸阳之会啊，阳气不足以化瘀滞了，才会出现这么多脑瘤的病人。

再说一个鼻甲手术吧。据说，目前医患关系最紧张的，就是耳鼻喉科，前几年，医患流血事件的患者方，好多是做过鼻甲手术的人，这是为什么呢？鼻甲肥大一般由慢性单纯性鼻炎发展而来，鼻腔过宽或过窄都会破坏气流屏障的精巧平衡，造成空气不能与鼻腔黏膜充分接触，产生鼻塞的症状，所以医生会建议做鼻甲手术。

从中医的角度讲，呼吸不畅是肺和肾的病，肺司呼吸，肾主纳气。呼吸不畅，人就烦乱。久之，肺没劲儿，全身就没劲儿；肾无力，气化就无力。肾气不足，人则善恐。西医不从肺肾考量，认为你呼吸不畅不过是鼻甲肥大造成的，于是就做了手术。好，你原先鼻子能吸进多少气，跟你的身体是相配的。你原先只能进这么点儿气，身体也就相应地气化那么点儿气。现在他把这口开大了，你进的气就多了，而你的肺和肾并没有改变，也就是气化能力没有改变，于是，猛然进气过多，会让你来不及气化，而鼻腔又通脑，于是你的思维开始出现类似醉氧的混乱，脑袋一乱，事儿就大了，你就会恨使你思维混乱的这个人，没法自控时，也许就会冲动行事。而有的人呢，做过鼻甲手术后，会产生自保反应，会自动地收缩鼻孔，我就看到过鼻孔特别小的人，一问，果然做过鼻甲手术。其实，治疗未必等于治愈，甚至，不当的治疗等于伤害。

一个人的呼吸模式相对是固定的，吸多少，呼多少，乱来不得，高原反应就是生命无法快速适应外部环境的一种自救。做了手术后，鼻孔放大，从古代面相学上说，鼻梁主官运，鼻头主财运，一个手术有可能改变了你一生的两个大问题。而这些突然的变化，你担得了还行，担不了就成了大问题。

呼吸对我们每个人都很重要，呼吸本应是平稳安静，无声无息。下鼻甲可以维持两侧鼻腔阻力，调控空气流量，保持正常呼吸；调节吸入空气的温度、湿度、滤过和清洁作用。所以鼻甲能不动就别动，炎症，无非是气机阻滞，能吃药好的，千万别手术，手术后，中医都没办法了。

鼻子走的是清气，鼻子是清口。嘴巴走浊气，嘴巴是浊口。嘴巴可以什么都吃，鼻子能什么都吃吗？鼻子只能吃气。清处就得清，浊处就得浊。你看高雅就是高雅，低俗就是低俗，位置都长成那样，都是老天配合好的。

仲夏善病胸胁，长夏善病洞泄寒中，秋善病风疟，冬善病痹厥。

"仲夏善病胸胁"。胸，指胸骨，胁，是两肋。胸胁之内，是指心肺肝脾等，这个前面已经讲了。这句是说，夏天，五脏容易病。

"长夏善病洞泄寒中"。长夏，指伏天的时候，伏天暑湿重，人最容易得腹泻等里寒证，天热，人喜饮食寒凉，这样就把脾阳伤到了。把脾阳伤了以后，水谷不化，有的人是腹胀，有的人是直接拉稀。记住，夏天吃寒凉这件事是现在很多疾病的根源，总而言之一句话，夏天不能吃冰。据说宋徽宗常年吃冰而导致寒中腹泻，好多医生都治不了，最后是附子理中汤救了命。"理中"，就是理中焦，把中焦理好了，上焦、下焦都好弄。上焦的咳嗽，下焦的腹泻，都能治。我出国旅游什么药都不带，只带一盒附子理中丸，可以不吃，但不能不带。

当然最好是附子理中汤。汤，荡也，有涤荡之效；丸，缓释剂，疗效不及汤。

"秋善病风疟"，风疟我讲过，就是忽冷忽热症，或皮肤症。记住，只要是跟风邪有关的病，都有阵发性，一会儿发作一会儿不发作，比如风疹、荨麻疹等，一是肺气虚，肺气虚则皮毛病；二是肝血虚，肝虚血，病发处，极痒；三是心气虚，心气虚则烦躁，全身痒。

"冬善病痹厥"。痹，就是经脉不通了；厥，就是四肢冰冷了。实际上痹证最严重的一个病象，就是木，等到卫气不行，也就是阳气没有了的话，则为不仁。《灵枢》说，"阴痹者，按之而不得"，就是按上去没感觉。寒气凝结，就是痹。到了四肢冰冷的厥证时，吃理中丸就不太管用了，就该吃四逆汤，或当归四逆汤了。也就是从太阴进入到少阴或厥阴了，病征就出现了根本性的变化。所以，如果你每年都接触一些病人后，就会对社会变化带给人身体的变化有一些基本的认知。人类的病，难道不是社会的病吗？社会的病，难道不是人类的病吗？这是一个值得大家集体思索的问题。

故冬不按蹻，春不鼽衄，春不病颈项，仲夏不病胸胁，长夏不病洞泄寒中，秋不病风疟，冬不病痹厥，飧泄而汗出也。夫精者，身之本也。故藏于精者，春不病温；夏暑汗不出者，秋成风疟。此平人脉法也。

这段翻译过来就是：如果冬天不进行按跷等扰动阳气的活动，来年春天就不会发生鼽衄和颈项部位的疾病，夏天就不会发生胸胁的疾患，长夏季节就不会发生腹泻一类的里寒病，秋天就不会发生风疟病，冬天也不会发生痹厥、飧泄、汗出过多等病症。

从这段看，四季疾病的总源头是——冬天按跷，扰动了阳气！那咱们就得好好讲一下什么叫"冬不按蹻"。

古代推拿，又称"按跷"，手法很多，比如有推、拿、按、摩、跷、揉、捏、点、拍等。按法就是按摩，跷法呢？有一次我和某人一起做节目，我问他：你因为什么认可那谁谁？他说因为那谁谁告诉他什么是跷法，我说那你说说看什么是跷法？他说跷法就是踩法，就是踩一下你的身体，踩一下你的脚掌就治了病。我说，嗯，网上也是这么说的。但这真的不是跷法。那人便说，那你说说什么是跷法？于是我便给他讲了一个故事。

我也是因为遇到一位老师，才了悟什么是跷法的。我现在告诉大家，跷法真的不是踩法，跷法是什么？跷法是通过改变你的身体姿态，就是把你的身体重新摆弄一下，比如说他把你的腿这么别一下，那么拐一下，脚腕稍微往里挪一下，你的指标，就开始趋于正常，而且脉象也能趋于正常。当我看到这一切时，我就明白了跷法的真正含义，其实如果你摆对了姿势，身体气血就是流畅的、没病的！真牛啊，民间确实有高人，可惜，这位老师拒绝收任何学生，但我们见过了，至少知道这世上有这个东西。

所以说，跷法就是重新让你在你的身体上找不同的支点，并通过这些支点建立身体气血的新的平衡，就像搭了一座桥一样。明白了这一点后，你便知道，你练功的时候有人帮你摆姿势也是跷法，姿势站得不对，气血就错乱。而有时站对了，人却开始不舒服，很难受，出汗或想吐，你的骨头、肌肉都开始疼痛，为什么？因为这个站姿在治你的病。（其实，这也是古代房中术的基础，只是现在没人懂了，所以，房中术的真正内涵也失传了。大胆猜测一下，这是否也是《黄帝外经》的内容呢？）

人体，是一个多么奇妙的事物啊，内有气血，外有身姿。真值得我们反复琢磨啊！学这些，真的比学别的有意思。最有意思的是，我们身体姿势舒服不舒服，我们知道；但我们站没站对、躺没躺对，我们不知道。这真是老天给的谜局啊。

冬不按摩。不按跷，就是守住冬藏。如果我们不知对错，那索性也别较劲，安安静静地待着就是了。但跷二郎腿肯定不对，哈腰驼背肯定也不对，"葛优瘫"肯定也不对，所以，怎么办呢？天天打一遍易筋经或八段锦能修正一下我们的身姿，能让我们站有站相，坐有坐相。

如此看来，跷法要比按摩厉害，按摩按的是肌肉，蹻法修复的是骨架。现在有一群病人是车祸后遗症，其实，在车祸发生的瞬间，人的骨架都发生了移位，五脏六腑也随之扭曲，这种病在年轻时没感觉，越老身体越不舒服，而跷法的疗效是比较好的。可惜，这老师拒绝传授。所以，师傅找徒弟这事儿还真挺难。学生太聪明吧，就容易自以为是，胡来；太笨吧，师傅又累。但找徒弟的总原则应该是找厚道、本分、肯吃苦的孩子，厚道，则能尊道、尊师；本分，则不乱来，不要小聪明；肯吃苦，则能坚持践道。但这种孩子现在太难找了。

有人会问：整骨就是跷法吗？

跷法跟整骨还是有差别的。整骨，是把错位的地方掰回来。跷法，是在身体上找支点，通过给你摆一个姿势，来修正你原先的错误。还是举个例子吧。有小孩摔伤了，是向左侧倒地的，不见得骨头伤了，但也许有小错位，而且筋一定是扭了，怎么办？这位老师的治疗方法很奇特，他只是在孩子的左侧胳肢小孩，小孩就会笑着向右躲，就这一笑一躲，筋、骨就回到了正位。由此，治疗成了一门艺术。你若揉，或推，小孩都会哭闹，但你若挠痒痒挠对了位，小孩就依着自己的劲儿解决了问题。关键我们得知道该挠哪儿啊！

"冬不按蹻"，是说只要冬藏好了，春天就不会犯鼽衄证，夏天就不会发生胸胁的疾患，长夏季节就不会发生飧泻一类的里寒病，秋天就不会生风疟病，冬天也不会发生痹厥证，所以，一年四季当中最重要的就是冬天，就是冬藏。也就是生长化收藏各得其所，四时病俱无，就是你该生发时生发，该收敛时收敛，人就不得病。

那为什么冬藏最重要呢？我们看下一段。

> 夫精者，身之本也。故藏于精者，春不病温；夏暑汗不出者，秋成风疟。此平人脉法也。

这段翻译过来就是：精，是生命的根本。因此冬藏能化精、藏精而不妄泄，春天就不会得温热病。夏暑如果不能排汗散热，到秋天就会酿成风疟病。这是诊察普通人四时发病的一般规律。

夫精者，是生命的根本。这个就是在解释为什么"冬不按跷"。精是生命的根本，什么是精？我说过，所谓冬藏，就是把原本粗糙的东西化成精的过程。"故藏于精者，春不病温"，这句话太有名了。它认为要想不得春天的流行病，就得让冬藏发挥作用。冬藏好了，阳能发挥固摄的作用，则相火不泄，内热不生，就不会出现温病。咱们就记住，《黄帝内经》里它谈到任何疾病的时候，有一个根本性原则，就是所有的病，都跟冬藏有关，冬藏没养好，就是精少，就是败精，生命的支柱就不存在了。

▶ 所有的病，都和冬藏有关。

我们现在怎么找原因？我们现在总在"当下"找原因，拉稀了，就在刚吃过的饭里找原因，而不是向前一个季节找原因。中医远见在于，一定要往前看、往后看，冬天养好了，春天才不生病，就这么简单。冬藏，把阳气固摄住了，就是"阳秘"；把精化足了，就是"阴平"。春天才能阴阳俱生，人才能舒服。

"夏暑汗不出者，秋成风疟"。夏暑的时候，你就要出汗，出汗就是养生，冬天出汗就是害生。如果夏天不出汗，秋天就得病，为什么？夏天出汗了，就是生命在给秋天的收敛腾地方，夏天没出汗，没宣泄，秋天收不进新东西，冬天就无精可藏，无精可化。"夏暑汗不出者，秋成风疟"，就是说，夏天没宣泄，肌肤腠理间全是陈芝麻烂谷子，全是痰湿，秋气一起，这些痰湿就在皮肤上发作。

正好这两天有人问我"冬至灸"，说不是冬天得藏吗？为什么冬至还要用灸法？这问题提得好。冬藏，就是把粮食变成精，所以，冬天，人体阳气全部回收，去干把粮食化成精这事儿。到冬至这天了，老天一阳生，就是老天来帮忙化精了，那冬至灸呢，也算跟天走，老天都来了，自己也得使使劲儿。

灸，是兴阳，大家一定要记住，兴阳不是扰动阳，而是加强阳气的固摄作用。举个例子，《金瓶梅》里记述西门庆亡精而死。当时潘金莲若是通医道，可以一针扎在关元，或点燃艾绒烧在关元，都可以立即发挥阳的固摄作用。关元，就是阳气出入的地方，西门庆亡精，就是关元关门不利，不仅精亡，阳气也随之亡了。此时扎关元、灸关元，都有关门的作用，阳气一固摄，也就拽住了阴精，西门庆也许还有活下来的可能。

但冬至灸也不可太过。不太过，才是养生；太过，就是害生。冬至养生，就是小美着，小乐着，再喝点儿当归生姜羊肉汤从里面补着阴精，就挺好。冬至灸的具体做法，就是一根艾条一家三口用，女人最辛苦、寒最重，所以女人先灸，灸中脘和关元两个穴位，有红晕出来，暖洋洋的就好。然后给男人灸这两个穴位，最后再给孩子稍微灸一下就可以啦，其实小孩中脘穴都有问题，给他多灸灸中脘穴，关元穴不用灸。而且，带着孩子一起灸，就好比清明节带着孩子去扫墓,有了仪式感,这种行为就有了家族传承。如此这般,一根艾条正好用完,旁边放个小碗,盛点儿凉水,把艾灰点里面,以防着火。如此,冬至前后四天加上冬至当天,正好九天。你真能这么做,说明你知道养自己养全家,来年能不好吗?!

五

阴中有阴，阳中有阳

> 故曰：阴中有阴，阳中有阳。平旦至日中，天之阳，阳中之阳也；日中至黄昏，天之阳，阳中之阴也；合夜至鸡鸣，天之阴，阴中之阴也；鸡鸣至平旦，天之阴，阴中之阳也。故人亦应之。

这一段又开始讲阴阳。"阴中有阴，阳中有阳"一句，就是告诉你别僵化地看待阴阳。为了讲清楚"阴中有阴，阳中有阳"，他开始举例，"平旦至日中，天之阳，阳中之阳也"，就是从清晨到正午，是天之阳，属于阳中之阳，也是阳气最足的时候。所以但凡我们吃好的，吃营养价值高的，都要上午吃，下午吃了化不开。比如说吃海参，东北人的习俗是从冬至到立春，天天要吃海参。海参怎么吃呢？海参就要早上起来吃，晚上吃用处不大。

但很多人是早上食不下，这就是身体有问题。只有"阳"能够化万物，食物也在万物之中，早晨和上午，天地之阳帮你化万物。过去和尚讲究"过午不食"，他们认为傍晚以后再吃东西，就等于是吃鬼食了。普通人呢，如果心脏不好，中午就不要多吃，因为中午到下午2点左右，是心经和小肠经当令的时候，吃多了，会增加心脏的负担。别忘了，化食物也是个体力活，吃完饭人犯困，就是自保，调元气化食物时，人就索性眯一觉。中午，哪怕只睡10分钟，对心脏也是修复。

上午，有老天帮你化万物。到了下午，日中到黄昏，也就是下午，属于阳中之阴。虽然还是阳，但已经含阴气了。你就要靠自己的阳气来化了。这时，吃再好的食物，也有一半难化了。

合夜至鸡鸣，就是从傍晚到半夜一两点钟，是最阴的，属于阴中之阴，睡觉时，人的气自在安详，就能保护人不为邪气所伤。现代人呢，这时点灯熬油，与天斗、与地斗、与鬼神斗，肯定自伤。

鸡鸣至平旦，是阴中之阳也。此时虽属阴，但已有阳之气息，鬼魅邪气暗暗消退，人可安稳而睡。

很多东西光看懂没有用，还得会用。这些在生活和治疗中怎么用呢？其实挺简单，比如男子遗精的问题，如果夜里11点前遗精，就属于收敛不足；如果是半夜以后遗精，就属于生发无力。所以，治疗上就有不同。撒尿的问题也同理，如果后半夜老起夜，肯定是肺气虚，同时阳气固摄不住而已。

所以，知道阴阳，有大用啊！大家还记得我在《四气调神大论》秋三月里讲过扁鹊救虢太子的故事吧，扁鹊为什么是神医？他有两件事到现在没人能超越，一是让虢太子"起死回生"，通过时辰就能断人生死；二是望齐侯之色，通过望诊也能断人生死。后世能跟扁鹊有一拼的只有华佗，华佗也是见人就断生死,而且断得特别准,弄得大家都很讨厌害怕他,最后曹操便杀了他。

关于虢太子的病症,扁鹊一句没问,就问了一句话:其死何如时?就是虢太子什么时间死的?对方回答:鸡鸣至今。再问第二句话:收乎?就是问盖没盖棺材盖,你若盖了棺材盖,就断绝了阴阳之气,那这人就救不得了。问大家一下,为什么扁鹊判断虢太子没死呢?

鸡鸣至平旦,是阴中之阳,也是阴阳转换之际。学完这一段,我们要清楚一件事,凡阴阳的转折点,比如平旦、日中、合夜、鸡鸣,都是要命时节,要谨慎对待。鸡鸣至今,鸡鸣是什么?就是从阴转阳,虢太子死在这个转折点里,所以扁鹊就认定虢太子没死,只是这个转折点没转好。但是别人都不信扁鹊,扁鹊说好吧,我不跟你们讲了,我跟你们不是一类人。扁鹊不被人相信后,就让人去摸虢太子,他说:你去听听,虢太子的耳朵里一定还有声响,然后你再沿着他大腿往上摸,摸到至阴处,就会发现虢太子的阴部还是湿的,还有热度……就说明他没死。这段写得有意思,判断一个人死没死,西医的指标就是心脏停止跳动,从某种意义上说,西医的病人都可以说最后死于肺心衰竭。而中医呢,你看扁鹊,要听,要摸,要把脉,要把人迎脉、寸口脉、跌阳脉。生殖系统那个地方叫至阴之地,这地界要还有热乎气,就可以说这人没死,只是从阴转阳时,阳气被憋住了，没生发上来。

果然，一切正如扁鹊所说，所以，扁鹊的治疗方案也出来了。第一个动作是按压百会，启动阳气。这时，太子就苏醒了。第二个动作是调理胸胁，用热敷法轮流热敷太子的两胁，表面上是启动少阳，实质上在唤醒五脏，太子就能够坐起来了。再下一步就是让太子吃了两旬的汤药，太子便彻底恢复了。所以大家记住，中医急救法是针刺法。药，真的没那么快，因为药还得煮。在这个"起死回生"的故事里，扁鹊用了针刺法、热敷法、服药法、按摩法、气功等，（子容捣药、阳仪反神、子越扶形、子游矫摩）显示了古代医疗技术的全面与发达。扁鹊也因此成为第一位被载入正史的名医（《史记·扁鹊仓公列传》）。仔细揣摩这个案例，大家会收获很多。

"故人亦应之"这句，是说人体阴阳也与时辰阴阳是相应的。

为了把时辰的问题再说清楚点儿，我在《灵枢·顺气一日分为四时》中找到一段来讲讲。

> 黄帝曰：夫百病之所始生者，必起于燥湿寒暑风雨、阴阳喜怒、饮食居处。气合而有形，得藏而有名，余知其然也。夫百病者，多以旦慧、昼安、夕加、夜甚，何也？岐伯曰：四时之气使然。

这一段的第一句就特别好。"黄帝曰：夫百病之所始生者，必起于燥湿寒暑风雨、阴阳喜怒、饮食居处。"这句是说人之所以有病，三个原因：一是外因致病，风、寒、暑、湿、燥、火，天之六气致病。二是情绪致病，阴阳喜怒。三是生活习性致病，饮食居处。

关于第一点，外因致病，西医也找外因，但很少关注疾病与情志。西医强调抗生素与病菌感染，它不谈六气。中医的六气——风、寒、暑、湿、燥、火在谈什么？六气本是自然界一年气的顺承变化，但每一轮气太过或不及，就会变成邪气，比如风邪、湿邪、暑邪、燥邪、火邪、寒邪。邪气一生，就会致病，所以中医治疗疾病，不是杀菌，是治疗邪气，是治疗病菌产生的环境。

这里有一个问题要讲一下，就是一旦六气引发了流行病或瘟疫时，就有药店或公司会出个通用方，还号称是"专家们联合"出的。比如雾霾严重时，就有药店出了个防雾霾的方子：金银花10克，金莲花10克，连翘10克，加上薄荷6克，甘草6克，麦冬6克。首先，这是一个常见的小方子，思路也是西医的消炎思路，再加上点儿中医的滋阴，有些寒凉。雾霾会导致什么，至今并无确切结论，但长时间喝这个药会导致什么，身体寒凉是很可能的。自救，首先是学习判断，而不是盲从！有时候真伤心，好多人所谓爱中医，就是坚持去中医院打点滴！所以不学医理，别说自己爱中医。要想真正防雾霾，就去它相反的方向，去温暖阳光没有雾霾的地方吧。过去西方人有肺结核、咳嗽、肺炎等，医生没办法后，都建议病人去南方海边疗养，这就是中医思路，就是对治寒证用温润法。说实在的，如果秋天咳嗽得厉害，或雾霾天咳嗽得厉害，与其吃那防霾方，不如吃通宣理肺丸，至少对症，至少没有西医消炎思路。

其实，凡瘟疫或流行病，越怕越容易得，为什么呢？肺最怕焦虑，而恐惧又伤肾，肺、肾一伤，人的免疫力就急剧下降。你越怕、越紧张，你呼吸越急促，霾吸得就越多。越不怕，你呼吸越平稳，气化越有力，人体就安全。

六气，就是天地自然，只能顺应，你个人是抗不了的，凡是大家要共同承担的都叫作"劫"。劫难，是因为大家有共业，即大家都要为这雾霾的恶劣环境担责任。这只是霾吗？中医有一个原则，叫"以外揣内"，即从外部可以揣测内部，人心现在也不清爽啊！集体的业、民族的业，都要集体担、民族担，谁也逃不掉的。有人会问：好人也逃不掉吗？逃不掉，而且要担得更多，为什么呢？因为坏人不担。

六气是造成疾病的第一个原因，第二个病因是阴阳喜怒。你看《黄帝内经》说得多清楚，阴阳喜怒排在第二位，因为天上的大气你是逃不过去的，这是劫。阴阳喜怒是你自己造成的，自己的业，必须自己消。

得病的内因就是情志，就是情绪。"阴阳喜怒"，阴阳指变化，喜怒指情绪。修行为什么？修行就是在修一颗稳定的心，心为君，如果把它修好了，就守住了喜、怒、忧、思、恐的中庸，所以说，修行，就是在治病。

若想守住喜、怒、忧、思、恐的中庸，就是先要活明白。你说你跟你老公打架有意义吗？你说你是为正义而战，还是为自己的私心而战？和好之后，到底是正义胜了，还是私心得到了满足？所以，一切没意义，不值得！只会让生命重耗，真正从中得到成长的又有几人呢？！一切争执，都会让我们恶言相向，把我们从人变成魔鬼，把我们从一个好好的人变成病人，除了伤害我们自己，我们没有丝毫的进步。所以，活明白，就是尽量去找对方的好处，然后尽量夸赞对方的好，感恩对方的付出，让善引发善，让温柔带来温柔。结婚，生孩子，本来都是好事，你非得那么歇斯底里，那么情绪化，把对方、把孩子当成私有财产，要么严加看管，要么严加保护，最后谁都不领你的情，还把自己的五脏六腑气得千疮百孔，不值得啊，太不值得啦！所以好好活自己太重要了，自己活出个样子，老公和孩子才能尊重你，爱护你。我老婆婆说过，男人富，富自己；女人富，福全家。这种富，首先是心灵的富足和丰盈，家庭的幸福从来跟钱关系都不大，但一定跟你的笑容，跟你的宽容，关系很大。

最后是饮食居处，你吃的东西、睡的屋、生活习惯等，最终都是你的风水，吉凶全在其中。

所以黄帝说，"气合而有形"，任何气的凝聚力都会造成有形的事物。湿邪凝聚就是囊肿，寒邪凝聚就是肿瘤。"得藏而有名，余知其然也"，是说事物凝聚成形后，就会有各种各样的名称，这其中的原因我已经明白了。黄帝明白什么了呢？明白了各种各样的病，无非因六气、阴阳喜怒、饮食居处而得。

黄帝接着为我们百姓提问：

夫百病者，多以旦慧、昼安、夕加、夜甚，何也？

此句是说：各种各样的病，为什么有旦慧、昼安、夕加、夜甚的规律呢？

这里是说所有的疾病都有四种表现。什么叫旦慧？旦慧就是疾病一般早晨好转，比如说，有些人患咳嗽，早晨会好一些。昼安，就是白天没事。夕加，就是傍晚又加重了。夜甚，就是夜里会使劲咳。这到底是什么原因呢？

岐伯曰：四时之气使然。

岐伯回答说：这是四时之气的不同变化造成的。

我为什么找出这段呢？这一段正好是对上一节所讲的一天分成平旦、日中、合夜、鸡鸣四段时疾病的不同表现。平旦至日中，阳中之阳也，阳气足，病情就减轻，人就神清气爽，就是"旦慧"；日中至黄昏，阳中之阴也,这时所说阴气,但也是阳中之阴,所以人的病还算安宁,这叫"昼安";合夜至鸡鸣,阴中之阴也,阴邪也最盛,所以,人病情会加重,叫"夕加";鸡鸣至平旦,阴中之阳也,这时还是以阴为主,且又是阴阳转换时节,所以病会出现变化,叫"夜甚"。这基本就是阴邪病在一天之内的表现。总之,天地阳气足时,人会借势好一些;天地阳气弱时,人体疾病会加重,可见,阳气对疾病有重大影响。

黄帝继续追问:

黄帝曰:愿闻四时之气。

我们也要学习黄帝的学习态度,每个问题都要打破砂锅问到底。没有黄帝对生命的追问,就没有我们今天对生命的学习和领悟。

岐伯曰:春生、夏长、秋收、冬藏,是气之常也,人亦应之。

你看,《黄帝内经》里面总在讲春生、夏长、秋收、冬藏,《灵枢》里面也是这几句,可见这不仅是天道,亦是人道,所以后面说"人亦应之",即人道也应之,人的身体也对应之。春生、夏长、秋收、冬藏,是气的常态,遵循常态,就是遵循规律。《黄帝内经》是掌握了天地大规律的一本书,为什么这本书有意义？因为没有一本书像《黄帝内经》这样，明确地把天地自然与人的生命相合，把"天人合一"讲得如此确凿不移，天和人是合在一起的，合于什么？合于道，道是什么？就是春生、夏长、秋收、冬藏。

从现在开始你不要老觉得只有春天是春天，其实一日也可以分四时，四时是随时存在的。每刻每时都有四季，时间可以无限地切割。所谓一日分四时，就是朝则为春，早上起来就是春天，如果早晨起来你贪恋床铺、不愿意起床，就是压春生之气。但是有一条，谁还能睡回笼觉？只有小孩和年轻人能睡回笼觉，就是春天都可以在他们的生命里沉睡。而什么叫老？就是早醒，早早地醒来，空洞地凝望人生，就是生命里已然没了春天。

以一日分为四时，朝则为春，日中为夏，日入为秋，夜半为冬。朝则人气始生，病气衰，故旦慧；日中人气长，长则胜邪，故安；夕则人气始衰，邪气始生，故加；夜半人气入藏，邪气独居于身，故甚也。

如何依循天道呢？岐伯继续说：以一日分为四时，早晨就是春就是生发；日中就是夏，就是生长；日入就是秋，就是收敛；夜半就是冬，就是收藏。早晨呢，人气刚刚生发，人气生，病气衰，所以早晨病情会好转，叫旦慧。日中人气生长，生长就会战胜邪气，病人就安宁，所以中午是祛病的好时机，犹如人在壮年时，也是祛病的好时机。所以学习《黄帝内经》

也要赶早不赶晚，早一天觉悟，早一天得利。傍晚时分，人气开始衰退，邪气就开始猖獗，病就开始加重。夜半人气全部收藏入脏，邪气独占身体，病情就会加重。但是加重一般以半夜11点为界限，11点胆经当令，阴中之阳又起来了，这时病情加重，也有可能是阴阳相搏造成的。其实我们的身体全部受一天阴阳之气的左右，等到下一篇我们讲《阴阳应象大论》的时候，就开始讲身体与阴阳的具体相互关系，那才叫蔚为大观，才明白为什么阴阳是生命之本。

身体里正气和邪气实际上是一个你强我弱，你弱我强的关系，正气需要老天的帮助，邪气其实也看老天的脸色，所以天地自然在我们生命当中扮演着重要的角色。如果你扑向老天，扑向大自然，也许对身体健康是有帮助的。有人会说，现在我赶快挣钱，以后有病了好治，而现如今最可怕的是，有钱也治不了病，进全世界最好的医院也救不了命！所以，最好别得病，不花这笔钱。有些人一得重病就周游世界去了，空气改变了，喝的水改变了，食物改变了，房屋风水改变了，于是，生命也改变了，就这么简单。与其用倾家荡产的钱来切割身体、放疗、化疗，有的时候不如用这些钱的一部分来旅游，就算最后死了，也饕餮了世界，多值啊！

记得有一年，一个朋友跟我说，南极就是人间天堂。这句话让我无限向往，未来天堂有没有、去得了去不了，没人知道，可人间天堂，是可以去的呀！尽管费用很高，我们还是去了南极。现在只要想起南极那湛蓝的天、纯粹的空气和巨大的冰川,我便对后来那漫长的雾霾天浑然不觉,就仿佛心中有天堂的人,在哪儿都有那份自在和喜悦。老天恩赐了这个世界很多,有美好,有丑陋,关键看你接受的是什么。

> 黄帝曰:其时有反者,何也?岐伯曰:是不应四时之气,藏独主其病者,是必以藏气之所不胜时者甚,以其所胜时者起也。黄帝曰:治之奈何?岐伯曰:顺天之时,而病可与期。顺者为工,逆者为粗。

你看黄帝可会问问题了,还有点儿倔,他说"其时有反者,何也?"是说有的病人表现恰恰相反,就是早上起来加重,白天加重,晚上却好些,这是什么原因呢?岐伯的回答是:这是因为疾病不应四时之气。就是身体和四时之气不合拍,合拍就是按上边那个程序走,按阳气走,就是你休息一晚上玥气补足了,天阳也足了,早上起来就感觉舒服,早上起来病就轻。

而不应四时之气,就属于"藏独主其病者",是说,五脏为阴,阴气、阴邪独占了身体的时候,就由内脏单独对疾病发生决定性的影响。那会怎么样呢?"是必以藏气之所不胜时者甚,以其所胜时者起也。"是说这样的疾病,一定在受病内脏被时日所克的时候加重,受病内脏所克时日的时候减轻。

还是以肝病为例吧，肝若病了，什么时候会加重呢？所不胜时，就是金时，因为金克木，那么逢庚日、辛日这种属金的日子，肝病就加重，相较于一年而言，秋天也属金，所以，秋天也会加重。一天当中，肺金在三点到五点，这时肝病要小心了。而其所胜时，为土时，因为木克土，所以，逢戊己日，肝病就会减轻和有起色，一年当中，长夏为土，肝病也会舒服些。一日当中，肝木当令是夜里一点到三点，上午的七点到九点是脾土当令，这时肝病也能消停些。

这一节，先讲气病，后讲脏病。气病有气病的走法，脏病有它自己的走法，气病好治，脏病不好治。最后黄帝问："治之奈何？"岐伯回答得真好："顺天之时，而病可与期。"只要按照上面所讲天时治疗，疾病就有可治愈的希望。顺天之时，就是你必须懂规律，顺天之时而病可与期，是说你把天时和疾病规律全分析透了，才可以治病，分析不透是治疗不了的。你不能一见咳嗽就上止咳药，这是不对的。比如雾霾天咳嗽就是自保，是人体要用咳嗽的方式把你吸进的不好的东西咳出来，所以这时咳嗽是自保，能咳嗽的人，刚开始一定是实咳，就让他咳几天，这时你可以用脾土生肺金的方法帮他祛咳，如果用药错误，或一味地压制咳嗽，人体就会变弱，而成为久治不愈的虚咳。

岐伯讲："顺天之时，而病可与期。"这句特别重要。有病了，人要先懂得生命刚刚发生病变时，不过是一种自保反应。所谓自保反应，是指疾病发生的最初表现不过是人体排异反应，比如嗓子有异物，人会狂咳；人体内部有寒邪，身体好的人就要用发烧等方式将它排出；妇女如有子宫肌瘤，就有可能经期淋漓不尽；妇女阴道有大量杀精物质，也属于排异式自保。也就是说，有病了，先不要急于乱吃药，先要明白一个道理，所有的病，都是人体自保功能开始发挥作用了，生命的本质在于和解，而不是对抗。不要急于消病，而是要消除病因。如果能找出病因中隐藏着的生命焦渴、委屈、愤怒、恐惧和不平，届时病症都不再有意义，治病的最大意义应该在于重新唤醒和拯救我们的人生。如果把这个道理弄明白了，你就不会那么急于治疗，先要观察一下，因为任何事物都有过程，疾病也同样。而且所有的过程都守四个字"生、老、病、死"，就守春生、夏长、秋收、冬藏之道。一个病，刚开始得，属于生，这时候你一般发现不了它，等你发现它时，一般都在它壮大时，这时与它对抗，结果一般是半生半死。最好是在它衰退期，一举拿下。

治疗当中常有这样的奇葩事，比如我带过的学生给一个病人治疗遗精，总不见效果，学生便求我看一眼。我一想，都是我教出来的，脉法啊，方子啊，思路啊，都差不到哪儿去，怎么会治不好？于是我便和病人聊了聊，又开了几服药，病人就没事儿了。我很好奇，问我学生给他开的什么方子，说跟我一样的方子。这意味着什么呢?

这其中,大概有三个原因吧,第一个是我的聊天打动了病人的内心,别小瞧这件事,不动心,不动念,病有时好不了。很多人说跟我聊天,病可以去大半,所以,我一直想开个"话疗吧",但说话太多又耗气,而且跟病人沟通非比跟正常人沟通,更耗心血,因此也就作罢。

第二个原因,可能就是"顺天时"的问题。学生赶的时间段和我的时间段不一样,本来再吃几服药,病人也许就好了,可这时病人和大夫都没有耐心了。其实,没有前面的打底,病是好不了的。就像吃饭,虽然最后一口就饱了,但你不能只吃最后这一口。所以大家要记住,永远不要把功劳归于自己,也有外在环境的因素。这就培养你一颗谦卑的心,治好了,从来不要当作自己的功劳。这事太重要了,而没有治好病人,原因一定在医生或病人身上,一是医生可能医术不过关,二是病人可能不听话。再说了,治得了病,救不了命。但治好了,救了命,一定都是老天的功劳。

第三个原因,方子同,但剂量有可能不同。剂量一变,可能方子的名都变了。所以,方子是一层境界,剂量又是一层境界。

这一段的最后一句是:"顺者为工,逆者为粗。"是说:能顺天时而为的,就是高明的医生;相反,就是粗鄙的医生。前面说过,扁鹊、华佗能断人生死,就是他们懂这个"顺天之时",懂五行生克。

这段写得非常有意思，大家把这段看懂了能明白很多事。老百姓不见得会用这个原理治病，但至少可以用这个原理吃药，当然了，前提是药方开对了。比如肝病，上午脾经当令时服药，就可以帮一下肝，而庚辛日或庚辛时就要小心安养。

六

藏者为阴,府者为阳

> 夫言人之阴阳，则外为阳，内为阴；言人身之阴阳，则背为阳，腹为阴；言人身之藏府中阴阳，则藏者为阴，府者为阳。肝、心、脾、肺、肾五藏皆为阴；胆、胃、大肠、小肠、膀胱、三焦六府皆为阳。所以欲知阴中之阴、阳中之阳者，何也？为冬病在阴，夏病在阳，春病在阴，秋病在阳，皆视其所在，为施针石也。故背为阳，阳中之阳，心也；背为阳，阳中之阴，肺也；腹为阴，阴中之阴，肾也；腹为阴，阴中之阳，肝也；腹为阴，阴中之至阴，脾也。此皆阴阳、表里、内外、雌雄相输应也，故以应天之阴阳也。

我们接着讲《金匮真言论》。

> 夫言人之阴阳，则外为阳，内为阴；言人身之阴阳，则背为阳，腹为阴；言人身之藏府中阴阳，则藏者为阴，府者为阳。肝、心、脾、肺、肾五藏皆为阴；胆、胃、大肠、小肠、膀胱、三焦六府皆为阳。

这段翻译过来就是：就人体阴阳而论，外部属阳，内部属阴；就身体的部位来分阴阳，则背为阳，腹为阴；从脏腑的阴阳划分来说，则五脏属阴，六腑属阳。肝、心、脾、肺、肾五脏都属阴，胆、胃、大肠、小肠、膀胱、三焦六腑都属阳。

每个人都可以摸摸自己，两胁、两肋之里有什么啊？五藏，藏，就是内脏。六腑都在腹部，如果说五脏六腑互为夫妻，那么想一下，谁是夫、谁是妻呢？学习传统文化的要点，就是要先明阴阳。我们总说肺与大肠相表里，那么到底肺是夫，还是妻呢？我告诉你，总关在门里的为实、为阴、为妻，所以也就是五脏为妻，也就是心肝脾肺肾五脏为阴、为妻；六腑，也就是大小肠、胃、膀胱、三焦、胆为空、为阳、为夫。

为妻、为阴的特性，就是"贪"。五脏贪的是气血精华，女人最贪的是情。贪，不见得是坏事，五脏不贪，气血就不足，人就没劲儿；但过贪，一定不好。而为夫、为阳的特性就是运化，就是每时每刻都得干活，胃不工作，脾胃就滞住了，气血就弱了。小肠不工作，就汲取不了营养，大肠不工作，人的内部就浊气冲天。所以，五脏守妻道，要坚守，要收藏；六腑守夫道，要刚健，要运化。六腑不运化，则五脏无以藏精。犹如夫不工作，妻无以养家。六腑要病了呢，五脏就没了供养，就好比夫病了，妻就没生活费了，家就难养；而五脏病了呢，精就败了，五脏所藏之神明也就涣散了，这就好比妻子一病，家就败了。妻若病了，就好比五脏病了，藏精无力的话，六腑也无力运化，久之，人体代谢就亡了。

总之，我们为什么总说"阴阳"而不说"阳阴"，就是因为六腑"阳"的运化是在为五脏"阴"提供精华，但"阴"若败了，生命就彻底毁掉了。所以，从最终的结果看，"阴"比"阳"重要，也就是五脏比六腑重要。但从过程看，"阳"比"阴"重要，六腑的运化是保障五脏长存的要点。把脏腑比作卦象，阴在上，也就是五脏在上，阳在下，就是六腑在下，如此，我们的身体内部也是一个泰卦，阴气下行，阳气上行。阴，为阳之补给；阳，为阴之动力。二者交通，才是生命。

再讲回去，对活着的人而言，是五脏重要，还是六腑重要？人们通常会回答五脏重要，或都重要。其实，五脏常"实"，五脏犹如仓库，主藏，但必须藏好东西；六腑常"空"，六腑是仓库外的道路，有进有出，忙碌异常，主运化。空，则能运转、消化、吸收，而后供养五脏。借一个哲学说法：五脏为体，六腑为用。五脏之体，全在于六腑之用。所以，就生命过程而言，就健康而言，六腑的运化要比五脏重要得多，六腑能长空，则意味着六腑运化能力强，五脏也随之精足，人就身体好。大家别小瞧这一段，这可是在讲养生大法啊！六腑如此重要，我们就要天天揉腹，帮助它运化。怎么揉呢？双手相叠，放在肚脐上，先逆时针揉49下，这叫先泄，然后顺时针揉49下，这叫后补。大肚子都会消掉。又有人问了：为什么是49下啊？先前讲过，气血都与7数有关、七七四十九是至阴之数，脾也为至阴，故取这个数。

而所谓运动，有两条，一是要匀速，二是要坚持。宇宙就是匀速的，每个星球必须以自己的速度运行在自己的轨道上，否则就天下大乱。而坚持，无论对宇宙、对社会、对自己，都是必要的。坚持多久才能成为一种习惯呢？至少要揉100天吧，这叫"百日筑基"。越揉，腹越空，运化力越强。

人性呢，都喜欢"有"，不知"有"即是人生的负担，而"无"或"空"自有其妙处。就人体论，虚空，是一种妙境——鼻虚，才能受嗅；眼虚，而受色；耳虚，而受声；口虚，而受味；心虚，而受纳万物；神虚，而无所不知……因此，人从虚空中得道，得旨，得真。反而实与满，则令人窒闷，令人不化，由此守其空，得其精，反复空，得圆满。

其实，把五脏六腑弄明白了，就是明人性。比如，我们总以为自私啊，贪婪啊，都是后天教育和环境造成的，直到学习了《黄帝内经》，学了五脏六腑，我们才恍然大悟，其实，自私贪婪和无私宽容，都是从五脏六腑而来，是我们本性的一部分。既然是本性，人的身体先不较劲了，思想也就不拧巴了。

从五脏看，就会明白人为什么一定会自私——五脏为阴，为实，收纳精华以自足。五脏若失去藏精纳精功能，则虚，五脏虚，则全身虚。心虚则思维无序；肝虚则身抖手不能摄；肺虚则皮毛失养；脾虚则肌肉萎痹，肾虚则不能造化。故，五脏自私源于自保，而唯有五脏的自私才能保障六腑的不自私，五脏的自私是六腑无私的动力所在。五脏精足，才能保障六腑的运化。否则，肺不足，大肠不动；肾精不足，膀胱无法气化；肝精不足，胆无法有雷霆化脂之怒；心精不足，小扬吸收能力失养，周身皆败。

从六腑看，就会明白人为什么不能自私？——六腑自私，则满，则滞，人就会生病。比如胃满人不思食，运化不利，人浑身无力；肠满人痛苦，污秽不去，下窍不通上窍必闭，久之头痛脸晦。所以说人不可自私，身体自私，人则病；人人自私，社会就病。

由此，我们就会明白自私和无私都是我们本性的一部分，都是我们要终其一生去完善的能量。不自私，五脏就没有源源不断的后续力量；不无私，六腑就不能得化有为无之妙境，就会生病。

把五脏六腑弄明白了，还能明夫妻之道。

所谓先天夫妻，是从阴阳论，就是五脏与六腑的阴阳配。而人类结婚后形成的后天夫妻一般从五行生克论。

后天夫妻犹如肝肺，比如肺金克肝木，在道医里，肺金又称金公，肝木又称木母，正好是一对夫妻。不是你克我，就是我侮你，但这种克，既可以抑制你，又可能成就你，并不见得都是坏事。

相比之下，先天夫妻，也就是脏与腑的匹配，是绝好的阴阳配了，所谓绝好，就是知道对方想要什么，就去成就他，你想要什么，我就给你什么，是绝好的助力和正向匹配。

五脏与六腑分别为六对先天夫妻——

心与小肠相表里，心精每每大耗，小肠则吸收最好之营养无私供给心脏。

肝和胆相表里，肝主仁、柔，难免寡断，胆以"中正之气"助其决断。

脾和胃相表里，胃，谷府也。为脾之府第。如仓廪，如军需后备之粮草。但粮草只有被吃下并转化成"精血"时，才能对生命有意义。故脾为太阴，主运化，胃则不断收纳食物，供给脾来运化。

肾和膀胱，肾主收藏，但肾容易过贪而良莠不分，膀胱最大的功能是气化，只有经过气化，才能助肾化平凡为精华。

三焦为少阳，乃阳气之生机、之初始，其气新鲜灵动，无滞障，遍熏全身。其妻为心包，心包者，喜乐出焉。故心包三焦如夫妻中之新郎新娘，心包，如少女，桃之夭夭，明艳娇憨；三焦，如少男，清秀俊朗，健硕雀跃。也就是，妻子高高兴兴的，丈夫就浑身通泰；妻子心包一绷脸，三焦也阴云密布。这不跟人生一模一样嘛。三焦和心包系统可是人身独特的一套系统，生命的快乐由此出，生命的通透也由此出。

肺和大肠，肺属金，肺金澄净清肃，不能含有一丝杂质，大肠就是把全身所有脏臭不干净的东西都吸纳，提供给肺一个优质环境。这是最令人感动的壮举，关键还心甘情愿。人生也是如此，之所以有些人如此干净，正是因为有些人在承担着肮脏;之所以有些人可以高傲地活着,正是因为有些人在卑贱地活着,所以人要心存感恩。如果明白了五脏六腑的道理,便可以了悟人生。

因此,最好的阴阳配,是懂你、呵护你、成就你,还各取了所需,各得了其志。所谓各得其志,就是像大肠那样,既给了妻子肺无比的干净,又吃到了自己的食物"便便"!但,只有身体有五脏六腑这样的匹配,人间呢,不尽人意的匹配是,虽对你好,但不是你要的好,虽成就你,又抱怨你,总有鸡毛蒜皮的算计在其中,如此,既浪费了精力,又荒废了自己的人生。着实可叹矣!

所以欲知阴中之阴、阳中之阳者,何也?为冬病在阴,夏病在阳,春病在阴,秋病在阳,皆视其所在,为施针石也。

这段翻译过来就是:了解阴阳之中复有阴阳的道理是为什么呢?这是要分析四时疾病,到底在阴还是在阳,以作为治疗的依据。如冬病在阴,夏病在阳,春病在阴,秋病在阳,都要根据疾病的时间和部位,来施用不同的针刺或砭石的疗法。

这里我们要讲下"冬病在阴,夏病在阳,春病在阴,秋病在阳",冬至到夏至为阳,那么冬至到春分就是阳中之阴,所谓春病在阴,就是指"阳中之阴"。从夏至到冬至为阴，那么夏至到秋分，就属于"阴中之阳"，所以，秋病在阳，是指"阴中之阳"。

"皆视其所在，为施针石也"是什么意思呢？针对疾病的时间和部位，施用不同的针刺或砭石的疗法。比如，春病在头，这是部位，而春病在阴，又是"阳中之阴"，此时用食疗或药，补其精即可。扎针则越扎越虚。夏病在阳，在体表，治疗用毫针即可。秋病在阳，但是"阴中之阳"，所以秋病既有里证，又有表证，治疗就要兼顾表里，强者可用针，或砭石；弱者可用药或按摩。

▶ 针对疾病的时间和部位，施用不同的针刺或砭石的疗法。

> 故背为阳，阳中之阳，心也；背为阳，阳中之阴，肺也；腹为阴，阴中之阴，肾也；腹为阴，阴中之阳，肝也；腹为阴，阴中之至阴，脾也。此皆阴阳、表里、内外、雌雄相输应也，故以应天之阴阳也。

这段翻译过来就是：此外，背为阳，阳中之阳为心，阳中之阴为肺。腹为阴，阴中之阴为肾，阴中之阳为肝，阴中的至阴为脾。以上这些都是人体阴阳、表里、内外、雌雄相互联系又相互对应的例证，也就是说，人与自然界的阴阳是相应的。

阳中之阳，是心，心为火，火为散。阳中之阳，指没有一点儿收敛之性。所以，现在全世界什么癌都有了，就没有心癌。所谓修炼，也是修这阳中之阳，成一团气后，就是仙，纯阳就是仙，纯阴就是鬼。

阳中之阴，是肺。这句对治疗的指导意义在于，告诉我们如何治疗咳嗽。为什么咳嗽不好治？因为有可能出现了方向性错误，比如现在很多人治咳嗽，喜欢用金银花、竹沥这些寒凉药，认为可以消炎等，其实还是西医思路。而张仲景《伤寒论》治疗咳嗽必用干姜、细辛、五味子等辛温的药。有人说我已经干咳不已了，还敢上干姜？殊不知干姜有辛润之性，即只有辛味的东西才会产生润的效果，而且驱邪有力。而嗓子痒，细辛一上就不痒了，但现在细辛是没人敢用了。有一次我惊喜地发现了一本研究细辛的书，没想到作者正站在我身边，大概是想看有没有人对这本书感兴趣吧，我问她：您自己喝过和用过这药吧？很有奇效吧？她尴尬地回答我：没用过，我只是做实验。好吧，这书可以不买了。买书，一定要买有真知和体悟的书。老百姓要是不敢用药，咳嗽刚起时，就干姜、葱白煮水吧，葱白宣肺寒，干姜祛胃寒。在外面久治不愈的，可以选择通宣理肺丸，或养阴清肺丸，比乱治强。

我再说一下，张仲景和现代医学最大的差异性是什么？张仲景属于辛温派，现在很多中医是苦寒派。这是两个方向，一个走的是阳的方向，一个走的是阴的方向。现在的肿瘤为什么越来越多？你说中药一点儿罪过没有吗？前几天来了一个乳腺癌的病人，她说她舅舅是中医，可爱护她了，年年给她开药，她不明白自己为什么还会得癌。其实，爱归爱，但若药的方向开错了，爱就成了伤害。医圣张仲景的药为什么都好喝？因为他极少开苦寒之剂，而以辛温为主。但如果人体里面是大寒证，辛温剂一下，就会出现阴阳格拒，寒热一打架，人也许就难受，所以，会出现药吃对了，但人会难受的情况，怎么办？只能慢慢来，治病没个舒服的，关键是要吃对药。

腹为阴，阴中之阴，是肾；阴中之阳，是肝；阴中之至阴，是脾。最阴的就是脾，所以脾胃寒凉最难化。如果用辛温热药祛脾胃寒，有时会出现阴阳格拒的现象，就是寒热在打架，在交争。尤其是里面特别寒凉或久寒的，会产生疼痛、难受等症状，那么这时只有一个办法，就是热药凉服，骗一下脾胃，就是把温热性质的药放凉了才喝，至少它不会跟胃寒拧巴、交争，但并没有改变其温热的性质，会慢慢地化掉凝结。如此服药，会让喜欢寒凉的年轻人感觉特别舒服，而且，温热的药基本不苦寒，味道很好，等他脾胃的寒凉全温化了，他也就不太吃寒凉了，因为一吃，还会寒热格拒。最好的是，胃寒一破，脸上的疙瘩也没了，心情会大好。

七

东方

> 帝曰：五藏应四时，各有收受乎？岐伯曰：有。东方青色，入通于肝，开窍于目，藏精于肝，其病发惊骇，其味酸，其类草木，其畜鸡，其谷麦，其应四时，上为岁星，是以春气在头也，其音角，其数八，是以知病之在筋也，其臭臊。

黄帝又问：五脏除了与四时相应外，它们各自还与其他事物有相类之处吗？岐伯回答：有啊。然后便开始一脏、一脏地具体解释。以下这部分跟第五篇《阴阳应象大论》有些重复，但也足以见这部分的重要。

其实，从这儿开始讲思维方式了。

"东方青色，入通于肝"，大家最好还是画五行图，比如左边是东方，东方对应青色，对应的脏器是肝，开的窍是目。精气内藏于肝，发病常表现为惊骇，在五味为酸，与草木同类，在五畜为鸡，在五谷为麦，与四时中的春季相应，在天体为岁星，春天阳气上升，所以其气在头。在五音为"角"，其成数为八，因肝主筋，所以它的疾病多发生在筋。此外，在嗅味为臊。

凡是这一套系统里面的都是一个病，比如脸色发青是肝病，眼睛不好是肝病。惊骇、抽搐是肝病。这就是《黄帝内经》的逻辑，以外揣内，就是用外在的象，揣测内脏。所以又称"藏象学说"。《素问》到了第四篇结尾、第五篇开始的地方，突然给我们开出一片天地，把同象同类的事物放到一起，就好比给我们五个筐子，让我们像孩子那样，学习如何把同气的东西放到一起，只要找到其中的内在逻辑，我们就找到了生命的自在和自由。

比如小孩子的山根，也就是鼻梁有一丝青筋，可能是因为自己受过惊吓，或在妈妈肚子里受过惊吓。很多的人眼角斜上方有缕缕青筋，也是肝胆的毛病。如果脸色有青色，也主肝病，或主痛证、寒证。惊吓，长青筋；而惊骇，其表现为"抖"。凡"抖"，都属于肝病，哪儿抖都算。有人说我上眼皮跳算不算？算。有些老太太头总不自觉地摇动，肝病。三叉神经抖，手指抖，不用说，统统是肝病。有时候我的学生特别爱听我讲望诊，望诊是基本功，其基础就是《黄帝内经》，中医讲："望而知之谓之神。"所以望诊又是望闻问切四诊的最高境界。这个我们恐怕到第八篇才会讲到。其实，望诊和看相有些类似，比如相学从脸上也许能看出你哪年旺、哪年苦、哪年生子、兄弟几人等，但真正看一个人，还得望"神"，望神是最需要天赋的。没有望神的功夫，把基本经脉的望诊学好，也能把病人说得一愣一愣的，绝对信服你，会好好吃药，若脉法再好，那更是一番境界，可以天地翱翔。

"其类草木"，是说东方还有草木象，这里面有高大挺拔的大木，古人称之为甲木，还有弯弯曲曲的荆棘，那叫乙木。甲木彰显"木曰曲直"中的"直"，乙木彰显"木曰曲直"中的"曲"。"直"对应肝的条达，"曲"对应肝的收敛。甲字，像头颅之圆；乙字，像脖颈之弯曲。

"其畜鸡"，是说东方对应的动物是鸡。大家都知道鸡为发物，一般有过敏症状或皮肤症状的人，忌吃鸡和海鲜，怕发出来。其实，鸡和海鲜是两种性质完全不同的东西，鸡的属性是热性，海鲜的属性是寒性，所以说，过敏症状或皮肤症状的人吃鸡发作属于发病反应；而吃海鲜类发作时病情加重。

"其谷麦"，东方对应的食物是麦子，什么最养肝？麦子，也就是面。

"其应四时，上为岁星"，东方对应上天的是岁星，岁星一般指木星，又称太岁。我们总听说别在太岁头上动土，但实际上，太岁和木星是不同的，太岁，是为了纪年方便而设立的假想星。古代中国人民把周天分为12分，称为12次，木星每年行经一次，就用木星所在星次来纪年。因此，木星被称为岁星，这种纪年法被称为岁星纪年法。其实，木星在星空运行一周需11.86年，而不是12年，于是，古人又按木星的反方向运动设立了一个假想的"太岁"，用以纪年，并以12年为一周期，这也是12年一周期的来源。太岁星是木星的假想星，跟木星一样，但是它转的方向跟木星相反。12年一周期，又用子、丑、寅、卯、辰、巳、午、未、申、酉、戌、亥十二地支来标配。12年一周期，是从木星的运行天际一周需11.86年而来，11.86年又是什么天象的重要反映呢？每隔11.2年，正好是太阳黑子的活跃期，中国是第一个发现太阳黑子的国家，而太阳黑子活动会引发太阳磁极转换，并会影响地球，而这对人类身体或疾病反应，似乎有很大影响。总之，人们会认为12年这个轮回非常重要，对人的生命、对人的方方面面，都可能有重大影响。即11.86年相当于12年．12年一个生肖轮回，也是身体的一次轮回。

"是以春气在头"。这个讲过多次，在这儿就不讲了。

"其音角"，古代有五音：宫商角徵羽，各对应五脏。"肝，在音为角（可用简谱记为'3'），在志为怒；心，在音为徵（可用简谱记为'5'），在志为喜；脾，在音为宫（可用简谱记为'1'），在志为思；肺，在音为商（可用简谱记为'2'），在志为忧；肾，在音为羽（可用简谱记为'6'），在志为恐。"古籍中还说："角谓木音，调而直"，"角"乱则忧，其民怨。也就是音乐里若"角"音大乱，则反映了百姓的怨气。

《史记·乐书》中记载："凡音者．生人心者也。情动于中，故形于声，声成文谓之音。是故治世之音安以乐，其政和；乱世之音怨以怒，其政乖；亡国之音哀以思，其民困。声音之道、与政通矣。宫为君，商为臣，角为民，徵为事，羽为物。五者不乱，则无怗懘之音矣。宫乱则荒，其君骄；商乱则搥，其臣坏；角乱则忧，其民怨；徵乱则哀，其事勤；羽乱则危，其财匮。五者皆乱，迭相陵，谓之慢。如此则国之灭亡无日矣。郑卫之音，乱世之音也，比于慢矣。桑间濮上之音，亡国之音也，其政散，其民流，诬上行私而不可止。"

这一段，是讲五音和政治及社会现象的规律。即：声音之道，与政通矣。夫上古明王举乐者，非以娱心自乐，快意恣欲，将欲为治也。其中，宫音代表君王，宫音乱，则君王狂妄，国家荒败；商音代表官员，商音乱，则臣子坏；角音代表民众，角音乱，则百姓怨。徵音代表万事万物，所以徵音乱，代表万事万物乱。羽音代表财物，羽音乱，则国家财物匮乏。所以，大家别小瞧流行音乐，每年春晚，听听歌曲，能揣摩出点什么。

为什么音乐有如此大的意义呢？太史公曰："夫正教者皆始于音，音正而行正。故音乐者，所以动荡血脉，通流精神而和正心也。故宫动脾而和正圣，商动肺而和正义，角动肝而和正仁，徵动心而和正礼，羽动肾而和正智。……故闻宫音，使人温舒而广大；闻商音，使人方正而好义；闻角音，使人恻隐而爱人；闻徵音，使人乐善而好施；闻羽音，使人整齐而好礼。夫礼由外入，乐自内出。故君子不可须臾离礼，须臾离礼，则暴慢之行穷外；不可须臾离乐，须臾离乐，则奸邪之行穷内。……故圣王使人耳闻雅颂之音，目视威仪之礼，足行恭敬之容，口言仁义之道。故君子终日言而邪辟无由入也。"也就是说，我们的外部行为为"礼"所约束，我们的内心由"乐"所约束，如此，我们便是温润的君子。其实，礼崩乐坏的时候，不仅是国家的灾难，也是人被病魔折磨的时候。

因为音乐有如此大的效应，所以，有人推崇音乐疗法。音乐疗法肯定是很高级的疗法，只可惜，我们现在从小就缺乏音乐教育和音乐素养。一个粗糙低级的耳朵，是没办法领受音乐的恩典的。所以，音乐疗法很难推广。

其实，我国古代曾用过音乐疗法，比如《欧阳永叔集》中曾记载，欧阳修患上了忧郁症，食欲大减，屡以药疗不效。后闻宫声数行，久则乐之愉然，不知疾之在体，故而他指出"用药不如用乐矣"。明代的《幼科发挥》载有用乐舞调治儿童精神困倦症的验案：一儿病后喜睡，两目不能开，神昏欠惺惺，乃神倦也，令其家中平日相与嬉戏者，取其小鼓小钹之物，在房中床前，唱舞以娱之。未半日，目开而平复。由上述可知，古人不但对音乐调节情志的作用有所认识，而且已经将其运用在临床医学中了。

我希望懂音乐的老师能把这方面研究透，拿出同音频的东西来治病，真的可以做一番事业。

"其数八"，东方，其生数为三，加五而得八，为肝木之成数。即天三生木，地八成之，三与八为朋，同居东方。

"是以知病之在筋也"，中医说"肝主筋"，我学《黄帝内经》，可以说是在这句上开过大窍。什么是筋？身体里一切有弹性的、能伸缩的事物都属于中医里的"筋"，比如血管、子宫、肛门括约肌……

话说这事有 20 年了。某一天，我正琢磨这个"肝主筋"，一个朋友带着一些热爱中医的人来找我聊天。其中一个 30 多岁的女企业家说：我有一个病，所有的大夫都没有看好过。然后她就挽起裤子让我看她腿肚子和大腿内侧弯弯曲曲膨出的疙瘩和青筋。其实这在西医就是静脉曲张，要动手术的。我一下就想起《黄帝内经》这句：是以知病之在筋也。我心中有恍然之感，也就是突然有些开窍，我说让我猜一下你还有什么病吧！旁边的朋友就都好奇地聚过来，说猜猜看！我说第一你有痔疮，那人点点头。旁边人说不算不算，十人九痔。我不理会他们，接着说：你有子宫肌瘤。她又点头了，同时问：这与我的腿有关系吗？我说当然有。索性我又接着说，你离婚了，你先生非常自私，而你又特别要强、好面子，所以你才会有这些毛病！旁边人大笑，说曲老师这个你可猜错了，她没离婚，昨日在她家还看见她丈夫了呢！那女人眼泪一下子流下来，跟大伙儿说：其实，早离了，不好意思告诉你们，而且，他赖着不走，既然今天说开了，你们索性就帮我劝走他……

其实，真的不是我神，而是《黄帝内经》太神奇！没有错误的婚姻，她不会肝郁至此，腿上的筋结、痔疮、子宫肌瘤都是因肝郁所致，这一系列的病，包括情绪，包括她的生活，都是肝系统的毛病。假如你懂了这个，将来她还会得什么病，你照样可以推算出来，比如肝不好，将来心脏一定出问题，血压一定出问题，巧的是，前几天，这女人突然联系我，说血压高得厉害，头晕恶心得厉害，找中医扎针时几次晕倒，问我该怎么办？我说，我不是讲过虚者不扎针吗？！平时让你学习你不学，有了毛病就瞎治！但骂归骂，心一软，还得帮，她也是个命苦的女人，让她服用真武汤两服，因为是初次犯病，所以血压马上就恢复正常了，后面就需要慢慢静养了。

从某种意义上说，病人也是医生的老师。但若不读《黄帝内经》，看病只依照经验，就永远不会有提高，就只是庸医一名，因为你无法从哲学的高度，从思维模式的高度认知生命。总看病，不读书，医生也会堕落。古代皇帝的办公地点旁边一定要有个读经堂，为什么呢？总处理日常事务，人就会慢慢变得低级，只有时不时地研读下经典，人才能有高度！《黄帝内经》读通了，会帮助我们建立起意象思维模式，会让我们从关联处认清实相，任更具体的，要在病人身上找到实证。

关于病，永远不要把注意力集中在病名上，而是要找到病根，筋病的根儿就在肝，筋结、痔疮、子宫肌瘤这些只是表象，根儿在肝，肝精不足，从肾治；肝气上亢，从肝精、胆气、肺气治；肝血不足，心气就不足，因为木生火，你不要老觉得自己不聪明，聪明在很大程度上是决定于肝的，心和脑相关联，脑子好不好看心气，心气好不好看肝气，肝气好不好看肾气。因为水生木，所以最终实际上脑子好不好的问题是肝肾好不好的问题。所以才有"聪明"一词，也就是耳聪目明。凡是脑子发展到极致的人，都是很孤独的人，全用脑子上了，下面就不足。他有没有性欲？他性欲一定特别强，但他能够把底下的全部能量升华到脑部，

> 一切都是精气神的体现。

用一种更大的、更高级的快乐代替了普通人的快乐，比如贝多芬、叔本华，他们可以不结婚，不落入庸常。所谓圣人，都是头脑处有光环，但没有下面的足，上面是不可能有光环的，所以一切都是精力，也就是精气神的体现。

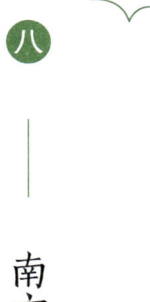

八

———

南方

> 南方赤色，入通于心，开窍于耳，藏精于心，故病在五藏，其味苦，其类火，其畜羊，其谷黍，其应四时，上为荧惑星，是以知病之在脉也，其音徵，其数七，其臭焦。

现在我们讲南方，"南方赤色，入通于心"。中国人正常的脸色都是黄润的，如果突然变赭色，特别是眉心出现暗红色，就是心脏出问题了。如果两颊粉红、嫩红，就更危险，这叫"虚阳外越"，一般老人要去世时，出现这种情况，就是回光返照。在《伤寒论》里，这叫"如妆"，就是没化妆就好像是化了妆一样，就是虚阳外越。这一节讲的是心系统。

关于心"开窍于耳"，很多人都说"肾开窍于两耳"，其实，到了这一篇的后面会讲道："北方黑色，入通于肾，开窍于二阴。"即"肾开窍于二阴"。在《阴阳应象大论》中确实也说过：北方肾"在窍为耳"。但治疗耳聋耳鸣都从肾治，显然不全对。肾开窍于二阴，是说如果你前阴后阴出问题了，才是肾的问题，如果两个耳朵出问题首先要考虑心的问题。尤其是年轻人的耳聋耳鸣一定跟心情、压力有关，现在治疗耳聋耳鸣全从补肾精治，所以治不好。而西医治疗此病在经历了高压舱及激素治疗后，如果没有改善，就会宣布终身不治。所以，耳聋耳鸣的病证，一定要找明白《黄帝内经》的人治疗，否则也是一通乱治。也就是说，第一是干燥症，第二是强直性脊柱炎，第三是耳聋耳鸣，第四是卵巢囊肿，这些都找中医吧，找不到好中医，就只好自学自救了。

"藏精于心，故病在五藏"，五藏都藏精，只不过"心为君主之官"，他要得更多、更精粹。而且从来都不会只有心病，只要心病了，五脏皆病。

"其味苦"，心主宣散，苦味可以降其气。有一个药是心之所喜，就是黄连。很多人不理解我为什么喜欢黄连，说那不是苦寒药吗？是的，它是苦寒，但用对了，配伍好了，量用对了，那些肚子胀、泛酸，都能解决。黄连，味苦，寒，入心及胞络，亦入肝。有引经之用。可止利、抑酸，安心、定躁，多为臣使。所谓臣使，就是他只是个帮忙打杂的小伙计，难以为君。黄连泻心之浮火，肉桂敛肾火。心不下交于肾，则日不能寐；肾不上交于心，则夜难安。黄连肉桂同用，心肾交泰，则眠安。但黄连不宜久用，亦不宜多月，于百药中只是小卒，不是官，他只知战斗（泻火），但不能生气血、长精气。但他是个正义的小兵，只祛心中之邪火，而祛邪火就是补正火，安君火，他真的不是灭心火，而是降心火，所以他是心之所爱。

而另一个也姓黄的药——黄柏（黄檗），就要慎用。很多中医喜欢给更年期妇女开"知柏地黄丸"。知，就是知母，柏，就是黄柏。知母、黄柏更寒，而狂泻肾中之火，不可重用，一定要慎之又慎。长期吃这个药的人，一眼就能认出来，脸上有一抹粉红，脸也粉嫩，好些妇女还以此为美呢，其实，这是大寒凉逼出的虚火，久之，救都救不得。

为什么不能久服知柏地黄丸呢？

所谓更年期，只是女性生命当中一个微妙的过程，不是病，但会因为气血水平的重新建立而出现一些症状，比如潮热出虚汗、足跟痛、失眠加重，比如脾气暴躁，等等。知柏地黄丸是六味地黄丸加知母和黄柏组成，也就是滋阴加上去虚火的药，用于阴虚火旺、潮热盗汗、耳聋耳鸣、虚火牙痛等证。那么咱们要分析的是：阴虚火旺、潮热盗汗、耳聋耳鸣、虚火牙痛这些症状产生的原因是什么，然后再判定如此用药对不对。

在《生气通天论》中，咱们谈过上火的问题。上火是因为寒邪占据了正气的地盘，把正气逼得上行而为邪气，所以应该引火归元，而不是强行灭火，强行灭火、消炎，是西医思路，而不是中医思维。但知柏地黄丸里的这两味灭火药太凶猛了，上个小黄连顶多祛祛心中邪火，知母、黄柏直接灭的是肾火啊。

古人说：知母这味药，味苦、大寒，行天地肃杀之令，非长养万物者也。入足少阴肾经、足阳明胃经，又入手太阴肺经。最善泻胃、肾二经之火，此物只可暂用，而不可久服。而且脾胃虚寒，大便溏泻者忌服。大家想一下，现在有几人脾胃不虚寒，又有几个更年期妇女脾胃不虚寒？！当年朱丹溪把知母加入六味丸中，也是教人暂服，以泻肾中浮游之火，非教人长服也。黄柏清肾中之火，亦能清肺中之火，知母泻肾中之热，而亦泻胃中之热，此二药兼用，肾、肺、胃一片凉意顿生啊。

关于肾，有个说法，叫左肾右命门，形象地说，就是有肾阴和肾阳。肾阴指肾精，肾阳为相火。肾，坎卦，上下是水，中间是真阳。黄柏苦寒，乃至阴之物，其性寒冷，只可暂用以降火，而不可长用以退热。你想一下肾本阴寒之地，难生草木，阴寒之药，怎么能够反生精髓呢？！如果万不得已而用黄柏，亦宜与肉桂同用，一寒一热，水火有相济之妙，才不致为阴寒之气所逼，损胃而伤脾也。《生气通天论》一再申明，人生于火，生于阳气，我们所做的一切，都应该是培火、壮火，而不宜损火。换个角度来说，坎中真阳外飘，也是因为坎水不足，即肾精不足，拽不住真阳，此时最好是补肾精，而不是泻真阳。更何况，肾水一遇寒凉，即无法生髓，所以知母、黄柏兼月，直损真阳也！不这么直言相告，无以救大家乱吃药的毛病！总而言之，中医中药真是其中玄妙太多，不懂的话，千万别乱吃药，学会医理，把药性药理弄明白了再吃。

对很多事、很多人，我们要先练就一个"知止"的能耐，就是有点主见和定力，别跟风跑，别话赶话，别总想当下一点儿亏都不吃。现在有微博微信，天天各种说法满天飞，大家学《黄帝内经》后，对那满天飞的养生说法就有标准去判别了。如果他说甩手好，你就要想一下为什么。是因为经脉交接转换处都在手脚处，那岂止甩手好，甩脚应该更好。老有人问什么防霾？身体强壮了就防霾，别的都不防霾，有人说能提前吃点儿药防霾不？你要把肺怎么着，不喘气吗？！所以，别瞎想，关键修一个化万物的力量。化为美好的，能吸收；化为糟粕的，能排除。万物靠什么化呢？靠先天元气，靠后天脾气和肝气。

"其类火"，即南方心对应的五行为火。

"其畜羊"，南方心对应的五畜为羊。羊肉热性、精美、养心。所以老祖宗让我们冬至、夏至都吃羊肉、喝羊汤。

"其谷黍"，南方心对应的五谷为黄米，有黏性，这个东西对心脏有好处。关于五谷，我们以后会讲。

"其应四时，上为荧惑星"，我国古书上将火星称为"荧惑星"，西方古代（古罗马）称为"战神玛尔斯星"。古代是特别讲究星占术的，但星占术跟老百姓没有什么关系，而是为君主服务的。比如大星占师，只要看到荧惑星有问题，他可能就有几个判断。第一是君主有问题了，或者是君主周围有小人了。第二是君主可能心脏要出问题了。第三是可能君主和嫔妃的问题等。但基本跟老百姓没关系，小人物就是过江之鲫，有本事你就折腾出来，就是鲤鱼跳龙门，你没有折腾出来，大家就过惯常的生活，没有体力就别太要强，能把当下的日子过好了，那才是最真实的。也别太在意别人的想法，大家都是普通人，最后什么都不是，而只有当下这一瞬间的享受是你自己的。所以说为什么"活明白"重要呢？因为活明白，可以不较劲，可以少得病。

"是以知病之在脉也"，心跟什么有关？跟血脉有关。心，就像一个泵，把血脉打到所有末梢，手脚是末梢，皮肤是末梢，头顶是末梢。大家想一下，还有什么是末梢？子宫也属于末梢。有人说，子宫不是属于筋吗？那是子宫的弹性，这里说的是它的位置，因为是末梢，子宫也容易供血不足，供血不足则养不了筋，子宫也会病。手脚冰凉是心主血脉的问题，头皮发麻是心主血脉的问题，子宫寒也是心主血脉的问题，耳朵眼儿痒，也是心主血脉的问题……

"其音徵"，在音为徵，在志为喜。

"其数七"，因地二生火，天七成之。所以二与七同居南方。

"其臭焦"，气因火变则为焦。焦是什么？焦苦，是有点儿烧焦了的味儿。比如我说过，咳嗽是天下最难治的病，因为你最难判断，他是哪儿咳，因为五脏六腑皆令人咳，那么哪儿咳这个事，靠什么判断？有一个判断方法，靠味道。比如你卡住的痰是腥臊味儿，就跟肝有关；如果是焦苦之味，就跟心脏有关。

总之，在中医里，味道也是一个判断疾病的标准。比如年轻人脚臭，说明他身体好、代谢快。人老了，身上的味道也会变。有一种人老了，全身都有不好的味，有一种老人身上什么味儿都没有，这都是老，前者代表身体能量弱，后者代表身体能量强。

九

中央

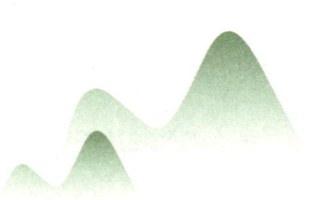

> 中央黄色，入通于脾，开窍于口，藏精于脾，故病在舌本，其味甘，其类土，其畜牛，其谷稷，其应四时，上为镇星，是以知病之在肉也，其音宫，其数五，其臭香。

"中央黄色，入通于脾，开窍于口"，我们身体上凡是称之为"唇"的，都是没有骨头的纯肉，这些地方的问题都是脾的问题。嘴唇上生溃疡，是脾病，牙龈上有溃烂，也是脾病，但舌头上有溃疡，则就有可能是心、肝的问题。总之，中央这个系统，其色为黄，其脏是脾，开窍于口。

"藏精于脾，故病在舌本"，脾经经脉"连舌本，散舌下"，舌为心之苗，故脾经病里有"心下急痛"证，很多心脏病人刚开始时容易被误治为脾胃病，而不知道这才是"真心痛"。当人突然出现说话不利索时，或出现舌头麻木、疼痛之时，都有可能是脾病导致的心脏病。

而错语，则跟舌头没关，跟内心焦虑有关。比如领导上台要宣布大会开始，可说出来却是宣布大会闭幕，这就表明了他的真实感受和对开会的厌恶。曾经有领导因为紧张而出现错语，本来是说请某某主席上台剪彩，他居然说成了请某某主席下台剪彩。

"其味甘"，是说中央脾对应的五味为甘，甘，我们讲过，不是甜，而是不酸、不苦、不辛、不咸的一种淡淡的味道。

"其类土"，是说中央脾土对应的五行是土，土爱稼穑。因为有种植、有收获，所以土德为信用。

"其畜牛"，是说中央脾土对应的五畜为牛。所以养脾多吃点儿牛羊肉。羊肉养心，牛肉养脾。中医认为这些是血肉之品，大补精血。尤其到老时，用肉补益精血比用药要好很多。手术后病人也是精血大伤，特别是放化疗后的病人，西医都建议要吃点儿肉类的东西。

人呢，在富足的时候可以挑三拣四，一旦没吃没喝时，就要随缘了，端起饭碗，就满怀感恩去吃饭，吃饱了也无须再记着什么，没什么分别心，就是随缘。

"其谷稷"，是说中央脾土对应的五谷是稷，也是黄米，但黏者为黍，不黏者为稷。可以益气和中，宣脾利胃。

"其应四时，上为镇星"，镇星就是土星，全称"中央土德地侯镇星星君"。

"是以知病之在肉也"，也就是脾主肌肉，脾病跟肌肉有关，所以，凡是肌肉痛、肌肉麻木、肌肉酸痛统统是脾病。有人问，手无力、握不住属于脾病吗？不属于，握力出问题是肝病，肝在变化为握，我们下一章会讲。

"其音宫"，脾，在音为宫，在志为思，所以中央脾土之音，特别深厚、宏大。

"其数五"，五与十同途，居中央，因天五生土，地十成之。万事万物，有生有成。得数之偏的为植物、动物；人得数之全，因此灵于万物。

"其臭香"，嗅，涉及的都是气。气因土变则为香。香气宣脾，反过来讲，现在为什么突然出现了那么多玩儿香的人？应该是脾被憋了。能玩着把脾宣开了，也是好事。汉语有个词叫"惺脾"，醒，刚刚睁眼睛的那种感觉，让滞住的脾慢慢苏醒过来，好美。不是只有香能醒脾，它的反面臭，也能醒脾，比如臭豆腐等。当有人出现牙关紧咬等昏迷症时，古代有钱人会用到麝香，但此药太昂贵了，穷人用不起，咋办？搅拌粪便直冲鼻腔，也成。只要懂原理了，万物皆为我所用。

十一

西方

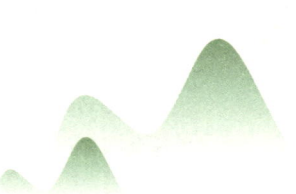

> 西方白色，入通于肺，开窍于鼻，藏精于肺，故病在背，其味辛，其类金，其畜马，其谷稻，其应四时，上为太白星，是以知病之在皮毛也，其音商，其数九，其臭腥。

"西方白色，入通于肺，开窍于鼻"，肺系统就是西方系统，西方系统就是主降气。以我自己为例吧，每年一放寒假，我就要咳嗽一回，一年的累终于可以放下了，身体开始出反应，这是好事，每年就等这一次好好修复下五脏六腑呢。刚开始咳嗽时，不必急于上药，先让肺里的积滞往外宣宣，咳嗽到某一天，身体开始有点儿发冷，好，该吃药了。这时吃药，可不是镇咳，而是这时身体有点儿没劲儿了，要吃药帮帮正气，什么能让肺金有劲儿呢？当然是脾土生肺金，所以按照脉象开个健脾胃的方子。于是，吃药后，从低烧变成高烧，低烧是免疫力下降，而高烧，说明自己又有劲儿了，借高烧之力，把寒邪继续外推，烧透后，再按脉象开一服纾解高热的方子，就算收工了，收工是有体征的，就是能闭上嘴睡觉了，因为先前咳的时候鼻塞得厉害，睡觉的时候，无法闭嘴。人睡觉闭不上嘴是一个很大的问题，不仅呼吸系统被破坏掉了，而且还会对上颚及牙齿带来损伤。你今天晚上回去观察一下，一个健康的人睡觉的时候一定是无声无息的。只要晚上开始能闭着嘴了，这场修复就接近尾声了，然后，生命就有焕然一新的感觉。人呢，生病都害怕，什么时候你学明白，不害怕，能顺势调理自己了，人生就自在了，也自由了。

关于肺开窍于鼻，还可以有一个体会，如果早上左鼻孔堵，就是东方肝气生发不足，右肺气降的能力还可以。通过这些你就要懂，升的系统就是肝，降的系统是肺，升降自如，才有自在。早晨左边鼻孔有些堵时，我会想一下，这是什么原因造成的呢？后来我意识到这几天我有情绪，就是对雾霾有点儿忍受不了，这样在潜意识里就会拒绝呼吸，只要一有这种心思，身体就会有表现。一旦这个问题想通了，鼻子也就通了。为什么我说有些病是一念之转，只要你没有想通，它就不通，只要你想通了它就通了。但我们每个人都不会那么细致地去体察自我，我们很难做到这一点，更何况大家普遍缺乏医学常识。只有受过训练后，人对身体的觉知才能敏锐。

"藏精于肺，故病在背"，藏精于肺，脊为胸之府，所以肺之病表现在背部肺腧。

"其味辛"，西方肺对应的五味辛润。肺为太阴，本性为寒，所以现在许多中医都认为肺是为热邪所伤。其实，像肺纤维化、肺癌等这类病都属于寒化，都是为寒邪所伤，所以，关于肺部疾患，之所以不好治，是对肺部的认识有差别。就像前面讲的，用竹沥、金银花等，会使肺部越来越弱，而用干姜、细辛、五味子等恰恰可以治愈咳嗽等，只是药刚下去时，有加重的迹象，所以医生就不敢用了。

"其类金"，西方肺对应的五行是金。金性肃降。这个金，大家不要以为是金属，金有两个概念，一个是肃降，二是干净，金性纯粹、干净，其性沉降。

"其畜马"，西方肺对应的五畜是马。我个人认为，此处应该是驴而不是马。但如果从嗅觉上论，马的嗅觉非常好，而且爱打响鼻，所以说马也成。马和驴在公元前1000多年的殷商时代就已经有了，驴的驯化应该早于马。马和驴最大的不同在于，马是火性的，比如赤马皮可用于催生。而驴是土性的，太倔。阿胶只能是驴皮熬制，如果用了马皮，就完全失掉了收敛的特性。而且驴性很单纯，而皮走肺，肺主皮毛，故用驴皮以熬制阿胶，对心血和肺气都有收敛和滋补的效用。

"其谷稻"，西方肺对应的五谷为稻米。米性甘凉，润肺。

"其应四时，上为太白星"，太白星就是金星。

"是以知病之在皮毛也"，即肺主皮毛。凡是皮毛上的问题都是肺的问题。

锻炼皮毛有几个办法，第一是搓身体、搓背。这个方法真的特别好。小孩子若咳嗽，你就一只手握着孩子的胳膊，另一只手沿着孩子大拇指向外慢慢捋，大拇指内侧是肺经，外侧是大肠经，捋的过程中，肺经、大肠经都按摩到了。手法一定要轻柔。有的时候，母亲一看孩子病了就着急，一说按摩就下大力气，其实这是不对的，千万不要以为"重"才有效果，关于轻和重我就举一个例子。比如我打你，你只会愤怒，而且人在挨打的时候斗志更强；但是如果我轻轻地拥抱你、轻轻地抚摸你，你可能感动得会哭……这就是轻的力量有时比重的力量对人的影响更大的原因，科学治不了情伤，但爱会治愈一切。所以我们要学会轻柔地对待一切，学会让人最细腻的感知力苏醒。第二，冷热水交替冲澡，也锻炼微循环。第三，去空调。空调对人皮肤的伤害是巨大的。

"其音商"，肺，在音为商，在志为忧。中医讲声音，就是认为五音全是从五脏发出的。所以望闻问切的"闻"是听声音，而不是闻味。听声音是否和缓，听声音有无怨怒，听病在何脏等。如果音乐中商调太多，就是亡国之音。亡国之音呢，多哀怨及忧思，也反映了民生的艰难困苦。

"其数九"，四与九为友，居西方，因地四生金，天九成之。

"其臭腥"，西方肺对应的五嗅是腥味。气因金变则为腥。鱼味儿腥，而臊味是源于下面，下水都是臊味。

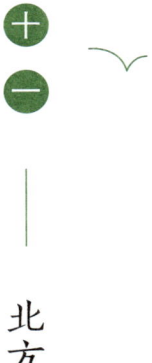

一

北方

> 北方黑色，入通于肾，开窍于二阴，藏精于肾，故病在溪，其味咸，其类水，其畜彘，其谷豆，其应四时，上为辰星，是以知病之在骨也，其音羽，其数六，其臭腐。

"北方黑色，入通于肾"，首先大家要记住凡是黑色的都入肾，黑芝麻、黑豆。腊八，多煮豆类的粥，就是要强壮你的肾，因为豆类的东西长得就像腰子。这些都是北方系统里面的。

如果一个黄种人天生就皮肤较黑的话，应该也天生肾精足。又高又白的人多走肝肺系统，而又黑又壮的人，则是水土合德之相。

"开窍于二阴"。肾开窍于二阴，前后阴的问题基本上都跟肾有关。古代一般认为二阴的病说不出口，就给这种病取了个名字，叫"隐曲"。很多的妇女阴痒，就是肾病，属于下焦病。直接走阴部的经脉是肝经，肾又开窍于二阴。痒，属于心，阴痒主病在肝，痒又是血不足。下焦为腐，阴寒兼血不足，则痒。

什么叫窍？五脏为阴，为实，五脏都是实疙瘩，心脏也是实的，肺也是实的，实的东西一定要有窍。六腑为阳，则自身就是窍。五脏窍开在脸上，有两耳、两鼻孔、两眼,加一个嘴巴,是七窍,下面两窍,所以人共有九窍,此九窍与天地之气交通,形成命局,可见九窍与人生关系重大,需要很好地呵护才是。耳聋耳鸣,心病;鼻子不通,肺病;两眼不明,肝病;嘴巴舌头不利索,脾病;前后阴出问题了,肾病。而这些部位和功能,直接影响着佛家修行的途径,所以佛教又称眼耳鼻舌身意为六根,眼是视根,耳是听根,鼻是嗅根,舌是味根,身是触根,意是念虑之根。草木有根,能生枝杈;人有根,则生六识。人心若想纯粹、干净,首先得六根清净。

"藏精于肾,故病在溪",溪,肉之大会曰谷,肉之小会曰溪。《黄帝内经》云:"溪谷属骨,皆有所起。"也就是说,中医把经脉看作溪流,凡溪谷,都是连于筋骨之间的骨肉汇聚处,大的汇聚处称为"谷";小的汇聚处称为"溪"。所谓病在溪,是说肾主骨,而溪源于骨气所生的分肉间。而大水,比如长江和黄河的源头,都是小溪,所以不能小看溪水。也就是说,精都是一点点积累起来的,一切积累都是为了汇聚成河。

"其味咸",北方肾对应的五味为"咸"。元气藏于肾,而咸,正可以调元气。再,下焦为北方,其性有些封闭,唯有咸,可以直捣下焦。

"其类水",北方肾对应的五行为"水"。

"其畜彘",彘,黑猪也。北方肾对应的五畜为"猪",全世界最喜欢吃猪肉的就是中国人吧,因为中国人喜欢补肾。

"其谷豆",北方肾对应的五谷为"豆",豆为水之谷。

"其应四时,上为辰星",辰星即水星。

大家也许好奇,《黄帝内经》为什么讲五脏时总涉及天文?其实,古代阴阳家的理论基础就在于天文历法,法于阴阳,就要合于术数,不合于术数,阴阳就落在了空处。到最后七篇大论时,天文历法随处可见,这也是"五运六气"难讲的原因之一。

据《汉书·艺文志》刘歆考,"阴阳家者流,盖出于羲和之官。敬顺昊天,历象日月星辰,敬授民时,此其所长也"。羲和是古代专门负责观察天象以确定季节的天文官员,属上古天官,所以阴阳家学说始终与天文律历等有着关联。对远古的中国人来说,最重要的知识有三:星占历算、祭祀仪轨、医疗方技。星占历算是把握和探索宇宙的知识,但这种知识主要是为了对应人事,解释人事。祭祀仪轨是整顿人间秩序之学,其主要目的也不是为了神的统治,而是为了人的统治。医疗方技是洞察人类自身生命的学问,它的重点是在尊重客观实在的基础上,强调人的主体意识的发挥。其中天地人三才密切相关,息息相通。正是远古文明在大方向上给予我们把握与引导,才开始了东方文明绵延几千年的伟大探险。

中国传统文化的各个学术领域,如人体、天文、地理、气候、音乐、美术、书法、建筑,甚至军事、武术都是相互贯通的。研究人体不研究人体以外的天文、地理、气候乃至音乐、美术等,是研究不清人体的。就中医学来说,它的理论和天文、地理、气候、音乐等许多领域密切相关。尽管现代西方也发现了音乐与人体甚至与动物、植物的生理状况相关，但只看到了现象，没形成理论，而中国传统文化恰恰把这个理论纳入取象比类思维当中。

从疾病学上讲，它关注的是疾病的发生、发展与完结。总听到有人说中医好是好，但总有些知其然不知其所以然。事实上，有这种说法是因为我们对中医理论钻研得不够深，比如心脏病，西医只盯着心脏做文章，中医则认为心脏病和肝肾有关。青藏高原是心脏病高发区，西医界一直认为是高山缺氧所致。20年前农科院的专家调查发现，那里的农作物普遍缺硒，先是影响到肾脏，进而影响到肝脏，然后心脏必然要出问题，这就证实了中医的理论是正确的。再比如，西医只知出血是因为鼻内有破的地方，对策就是用止血剂，但一直止不住，而且出现了心绞痛（止血剂容易引起心脏血栓塞）。中医认为鼻大出血是脾和膀胱的毛病，脾不统血，则血妄行，而膀胱通五口，用调理脾脏和膀胱的中药，血很快就可以止住。这些都是西医不知其然，而中医知其然的实例。

"是以知病之在骨也"，即凡是骨头上的病都是肾病，比如腰椎间盘突出这些阳气大衰导致的肾病。股骨头坏死则是元气大伤导致的肾病，因为元气藏于肾，肾藏于骨，使用激素过多则是重调元气法，最后就是股骨头坏死。

"其音羽"，肾，在音为羽，在志为恐。

"其数六",天一生水,地六成之;一与六共宗,居北方。

1、2、3、4、5是生数,是功能;6、7、8、9、10,是生数加5,也就是加上土德,才能落于有形的脏腑。

数在《说文解字》、在中医里都非西方数学之数,而是形、神、理三位一体的哲学思想体系。人类学家认为,对数的崇拜也源于原始思维的互渗观念。

在中国的数术中,1代表无限的时间与运动,如气。2代表两类相反的运动方式的相互作用,如阴阳,如果按照2进位制的序列运动,则世界是齐整的、有限的、有序的、停滞的。而三元序列则让世界丰富化了。象数学,本指研究《周易》的一门学问,在这里,决定事物的因素有二:一是象,象,为象征,比拟,是天下万物的镜子。二是数,"数"是天下万物的规范、度数。世界是先有象,后有数,"数"是由"象"推衍出来的。数本是事物的一般形式,特别是10以内的自然数,由于和人们的日常生活联系紧密,被人们最广泛地运用,所以最具普遍性,是其他一切数的基础。因此这十个数程度不同地被神秘化了。

我们看一下,老子眼中的数到底是什么。《老子》第四十二章曰:"道生一,一生二,二生三,三生万物。"这里面有几个层面呢?道,是第一层面;一,是第二个层面;二,是第三个层面;三,是第四个层面;万物,是第五个层面。用另一个概念解释的话,道,是"无极",然后"无极"生"太极","太极"就是"一",就是天地不分之混沌。太极生两仪,两仪就是"二",就是阴阳,就是"天地"。两仪生四象,四象就是"三",也就是阴阳相缠、阴阳交合的状态。交合好了,才能继续生,否则还是不成。然后是"四象生八卦",到"八卦"时,才是万物。这才是中国术数的真谛。所以,大家要好好理解《道德经》的开篇"无名天地之始,有名万物之母"这句。

"其臭腐",北方肾对应的五嗅为"腐"。气因水变则为腐。前后阴出来的东西之所以不洁,都是因为这个腐烂的"腐"性。因其腐,所以要排泄出来,因此又称排泄物。总之,排泄物流出来总比滞在里头好,出不来时,就得吃药往下攻,因为下焦腐、寒,所以要用温散法,如果这时候继续用苦寒剂,继续用活血化瘀药,下盘必定凝聚,湿,在女人身上表现为囊肿,男的表现是阴囊湿;湿加寒,女的是子宫肌瘤,男的是前列腺病变。生命本来是一团温煦的小火,但不同的位置有不同的属性,下焦,正因为其腐,所以有关元、气海、肾阳这些大能量在此祛寒、祛腐,人体的小腹本该是最热、最强的,但只要人阳气受损,或日渐衰老,底下的腐,就没了制约,就沦陷于黑暗,就渐渐地形成海底的暗礁……

非其人勿教，非其真勿授

> 故善为脉者，谨察五藏六府，一逆一从，阴阳、表里、雌雄之纪，藏之心意，合心于精。非其人勿教，非其真勿授，是谓得道。

这是这一篇最后一段。

"故善为脉者"，指的就是善治病的人，一定谨察五脏六腑，一逆一从，即要详细地观察五脏六腑到底是怎么回事，是逆着的，还是从着的，是生着的，还是克着的，要观察阴阳、表里、雌雄的规律，同时要"藏之心意，合心于精"，也就是烂熟于心。所谓阴阳，就是五脏为阴、六腑为阳；所谓表里，就是五脏六腑互为表里，比如心与小肠相表里、肺与大肠相表里等；所谓雌雄，就是我们先前讲的先天夫妻、后天夫妻……这些都要懂得。把这些都了然于心，也就是明了道了。

我们再看下一句话："非其人勿教，非其真勿授，是谓得道。"这是什么意思？其人、其真，都是指合适的人、真是那块料的人，翻译过来就是：医理甚为珍贵，不遇到那些真心实意学习的人，不遇到具备了一定条件、一定素养的人，切勿轻易传授，这才是爱护和珍视这门学问的正确态度。

医道通天道，通人性命之道，若不慎传给了坏人，他就可能会去害人。所以倒也不是《黄帝内经》保守，而是它非常慎重。所以，在中国，只要高级的东西，都有一个特点，讲究传承的私密性，所传非人，就要担责，所以只好是师傅找徒弟，而不是徒弟找师傅。

在《灵枢·官能》中，雷公问于黄帝曰："《针论》曰：得其人乃传，非其人勿言。何以知其可传？"怎么才能知道哪些人可以传授呢？"黄帝曰：各得其人，任之其能，故能明其事。"看来黄帝的意思是按照其人的能力分别来传承。"雷公曰：愿闻官能奈何？"雷公说：那我倒想听听有什么本事的人才可以。

黄帝曰：明目者，可使视色；聪耳者，可使听音；捷疾辞语者，可使传论语；徐而安静、手巧而心审谛者，可使行针艾，理血气而调诸逆顺，察阴阳而兼诸方；缓节柔筋而心和调者，可使导引行气；疾毒言语轻人者，可使唾痈咒病；爪苦手毒，为事善伤者，可使按积抑痹。各得其能，方乃可行，其名乃彰；不得其人，其功不成，其师无名。故曰：得其人乃言，非其人勿传。此之谓也。

黄帝的回答非常细致明确：眼睛犀利的，传之以望诊；听力好的，传之以闻声；言辞流畅的，好好传之理论；语言和缓而安静，手巧并且心细的人，传之以针刺艾灸，总之，传授他们理血气而调诸逆顺的方法，并教会他们辨识阴阳和运用方药的方法。另外，对那些骨弱筋柔并且心态调和的人，传授他们导引行气的方法；那些言语毒辣，喜好针砭他人者，传授他们唾痈咒病祝由的方法；而那些手爪厉害的、动不动就能够伤人的人，教他们按摩除痹方法。总之，要考察他们的长处，充分利用他们的长处，他们才能成功。没教对人，人也没有练成功夫，是老师不成。

以上是"非其人勿教，非其真勿授"的具体做法。

关于"非其人勿教，非其真勿授"这句，就不能不谈一下中国文化的一个特点了。世界上的任何学说，都想得到世界范围内的认可，可偏偏中国有些学问学说，不在意别人的认可，也不想广而告之，甚至为了保密，特意发明了一些隐秘的语言，让人学都学不来，比如道教的丹道和符箓，比如中医的五运六气等。原因何在呢？

因为中国古人始终把精力放在内向自足的探求上，而没有向外扩张的企图。如《黄帝内经》中强调"非其人勿传""非其人勿教"，有着文化的保守与固执；道教则更没有西方宗教的那种急于扩张、并试图压倒一切的企图，并且，它把宗教的神秘感更多地用在语言形式上，创造了许多隐语来维系自己团体的独立性和纯洁性。他固守自己神秘的术语和隐语，坚持道的神秘性，强调"法不传六耳"，就是传法时只有师徒二人口耳相传，唯恐传人一多，便歧义纷杂，而且是以口诀方式传承，有的徒弟悟了一生也没把口诀了悟,但这不妨碍他以口诀的方式继续往下传。所以他们的书籍至今难以释读,各门各派固守己见,其理论和数术扑朔迷离。

这种语言困境同样体现在中医中,这也是我们只能称其为医道,而很难称其为医学的原因之一。因为称其为"学",就必须有精确的概念定义和逻辑推理。但在中医中,我们很难做到这一点。如中医对脉象的描述,"春脉浮,犹鱼之游在波",可意会不可言传,春天你观察鱼池里的鱼,才能体悟那种沉不下去的感觉。它的阴阳观,更是强调直觉与理性的互补,是超越感官的知觉,而这种知觉就其本质而言是超越语言的,这也就是为什么我们在解读中医概念及观念时常常感到力不从心。因为东方哲学始终不离自我体验及体悟,生命之道更是这种以"己"证"道"的先锋与典范,这种个性化的体悟很难用精确的概念来定义,常常是"说"不来,也"学"不来的。我在解读《黄帝内经》时有时真是绞尽脑汁啊,它的传承要么是体悟"高手"的确认与指认,要么甘于独守漫长的寂寞,但中国哲学与医学从不担心自己这种认知体系会没落,禅宗六祖慧能早就指出:愚人、佛性本亦无差别,只缘迷与悟,愚人迷,而佛性悟,一旦我们从虚妄的"迷"的状态走出,我们便得解脱,便得智慧,便进入"道"的境界。

所以,只要我们好好学、好好悟,总有一天,会得真知。

学习,一看根基,二看学习次第,三看用功程度。现在还愿意学习《黄帝内经》的,大多是因为喜爱而与《黄帝内经》结缘,这也是根基。次第呢？有人说，我要不要去学中医基础理论啊？古代没有中医基础理论这门课，要学，就学《黄帝内经》《伤寒论》《难经》《神农本草经》，这些经典就是次第，而现在，医学院很少讲《黄帝内经》了，或摘章择句讲，这就是没了次第。有人脾气急，说我直接学扎针行不行啊。那你就是个埋头扎针的人，没有医理的指导，永远成不了高手，只会照葫芦画瓢。所以也是没有次第。对诸位而言呢，学习《黄帝内经》对大家有帮助就行，不必专业干这个，最关键的是要建立起一个正确的思维方式，这样，就等于是你现在看世界多了一个角度，多了一分怜悯心，比如爱人肝有问题，脾气暴躁，学了中医后，你知道水养肝，你可以给他买一个水养的植物，哄他玩。大家千万不要以为只有药可以治病，我们的语言也可以治病，我们的心态也可以治病。明白了这些，才是最关键的。

可大家学了本事后，遇到事心里痒，总想指手画脚下，我不得不说下，古代还有一句话，叫作"医不叩门，道不轻传"。医不叩门，就是医生不能多管闲事，心里再跃跃欲试，也得绷得住，别人不问医、不求医，医生不能上赶着去说病，不能看到人就说人家哪哪儿不好了。懂得越多，越要管住自己的嘴。多管闲事会招致生闲气，因为中国人有一个习俗，越是病人，越害怕你议论他，你过了嘴瘾，但招了一个恨，你还要人家怎样怎样，本来病人就乱了心神，你再瞎出主意，病人就更无所适从了。最后人家没听你的，你还生气，气大发了，你也病。

> 道不轻传。

道不轻传，道不可以随随便便传，"下士闻道，大笑之"，你若把道轻易传给了下士，就是自取其辱。"中士闻道，若存若亡"，就是中等的人听了，也只是心里模模糊糊地懂了些。唯有"上士闻道，勤而行之"，也就是最高级的人听了，才能守这个生命之道，并勤修这个生生不息之道。所以，传道也看道行啊。同样是孩子，是大学生，有些是老灵魂，一说就懂，有些呢，任你说破天，他依旧懵懂。是传给医学院的学生呢，还是学哲学、文学、物理的孩子呢？恐怕是传后者更好，吸收得更快。而前者，已然不是白纸，被涂抹过的，终归不纯粹了，还容易较劲，所以反而有了执障。

我在《生命沉思录3》里说过：

学习态度至少分三种：

1.听法听经，第一，要开放心身，不可以扣钵听法，不可以我执，生拒绝的心；第二，要秘守全面，不可以漏钵听法；第三，要专精，不可以杂钵听法。扣钵，是我执、我慢；漏钵，是只拣自己喜欢的听，就会思维有漏；杂钵，人生苦短，精力有限，别学太多，系统地学一个就好。

2.听人说话，第一要知拒绝，要不受污染、熏染，要擦镜拭镜；第二，要善忘，如镜子，来了便来了，走了便走了；第三，要读心而不是听其言，要打破镜子，直窥其内心的无常灰暗。

3.学校是小教室，社会是大教室。知识固然重要，但经历更有利于成长。无论经、法，无论人言，都只有通过自省，才有意义。

总之，开悟比盲从重要。听课、学习的核心是开悟，而不是盲从。

人世间，有大道，有小道，任何东西都有"次第"，而传道人和被传者又要看"根基"，所以"传道"这事也看个缘分，不可乱传，传乱了，既毁了"道"，又毁了"人"。

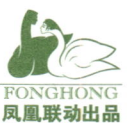